倾耳而听
——做一名会沟通的好医生

主　编　陈　伟

编　委　陈　妍　周海龙　刘诗卉
　　　　袁江帆　梁伟业　张晓鸣

U0310100

中华医学电子音像出版社
CHINESE MEDICAL MULTIMEDIA PRESS
北　京

图书在版编目(CIP)数据

倾耳而听——做一名会沟通的好医生/陈伟主编. —北京:中华医学电子音像出版社,2017.10

ISBN 978 - 7 - 83005 - 148 - 8

Ⅰ. ①倾… Ⅱ. ①陈… Ⅲ. ①医药卫生人员—人际关系学 Ⅳ. ①R192

中国版本图书馆 CIP 数据核字(2017)第 249038 号

网址:www.cma-cmc.com.cn(出版物查询、网上书店)

倾耳而听——做一名会沟通的好医生

QINGER ERTING——ZUOYIMING HUI GOUTONG DE HAOYISHENG

主　　编:陈　伟
策划编辑:郁　静　赵文羽
责任编辑:赵文羽
文字编辑:陈晓平　王彩霞
校　　对:龚利霞
责任印刷:李振坤
出版发行:中华医学电子音像出版社
通信地址:北京市东城区东四西大街 42 号中华医学会 121 室
邮　　编:100710
E-mail:cma-cmc@cma.org.cn
购书热线:010 - 85158550
经　　销:新华书店
印　　刷:廊坊市佳艺印务有限公司
开　　本:710 mm×1010mm　1/16
印　　张:15
字　　数:223 千字
版　　次:2017 年 11 月第 1 版　　2017 年 11 月第 1 次印刷
定　　价:68.00 元

主编简介

　　陈伟,北京积水潭医院医患办公室主任,社会工作师;中国卫生法学会理事。中国医院协会医疗法制专业委员会副秘书长;中国研究型医院学会医药法律专业委员会副主任委员兼秘书长;中国政法大学医药法律与伦理研究中心副主任;北京市医患和谐促进会副会长;北京卫生法学会患者安全专业委员会秘书长。

　　陈伟同志任职北京积水潭医院医患办主任十余年,积累了丰富的医患沟通经验,曾出版《医疗投诉管理工作指南》《医患沟通艺术》等著作,并荣获北京市信访先进个人及北京市三八红旗手等荣誉称号。

内容提要

当前医患关系日趋紧张,医患冲突甚至暴力伤医事件时有发生,医疗纠纷已经成为困扰医务人员的难题。医患之间的对立情绪不断加剧,防御性医疗必将产生,医患双方都会因此受到伤害。本书作者为多年从事医患沟通工作的一线专家,对医患和谐相处有独到的见解,同时在医患关系、医学人文、医事法律领域有一定的影响力。本书从正确认识医患关系入手,详细阐述了医患沟通的基础与要素、医患沟通的方式和原则、与患者建立信任关系的能力、如何识别高风险病患、告知坏消息、面对愤怒患者、应对暴力、加强人文关怀等,内容通俗实用,科学性、知识性、思想性、启发性和适用性强,适合医院管理、医患协调、临床医务人员等阅读,可作为卫生系统专业技术人员继续医学教育公需科目指导用书。

序

改革开放以后,人民生活水平日益提高,人们对于自己生存以及生活质量的要求也越来越趋于精益求精,诚然,现代医学水平的进步已经达到了一日千里的地步,但依然无法满足所有民众对完美生活的需求,此时,医患矛盾就顺应历史的潮流,不可避免地发生了,并有愈演愈烈的趋势。

北京积水潭医院医患关系协调办公室(简称"医患办"),是北京乃至全国第一个把处理医患纠纷当作一项专业工作独立于医务部门单独成立的科室,陈伟非常荣幸地成为了第一位医患办主任,并扎根于此,十余载风风雨雨,积累了大量协调医患矛盾的经验,并不断总结提高,于不惑之年,解不惑之事。

作为中国人,一生努力的目标是"立德、立功、立言"。陈伟同志无私地把她十余年的心血点点滴滴汇集成册。本书基于临床,引古喻今,贯通中西,其中如珍珠般点缀了许许多多真实示例,让人读之时而感动涕零,时而啼笑皆非,时而怒不可遏,时而哀由心生,不忍释卷之余,体会人间百味,徒生佛子情怀。她公正地站在医生和患者双方的角度,不偏不倚,理智地思考矛盾出现的原因、最佳的解决办法,最大限度地保护医患双方的共同利益。

在没有深入了解这个行业前,几乎所有人都会把接待投诉工作简单理解为一个相互扯皮、讨价还价的无聊过程,笑称是"好人不愿干,怂人干不了"的鸡肋。陈伟同志为此倾尽心血,研究涉及医学、法学、心理学、社会学等等多个专业领域。

对于医生,不简简单单只是从医德医技等老生常谈入手,细致到一言一行、一颦一笑、一衣一帽,都要充分体现对患者的尊重与爱护。对于患者,不仅是治疗其身体疾患,更要关心其心理诉求,无论何时,医患双方对于疾病的认识都是处于不同视角及不同水平线上的,医生应该主动满足患者的合理诉求,适时适度地迎合出于患者面对疾患无助心情提出的过度诉求,并知道如何面对无理诉求,使有限的医疗资源得以最大化地惠及众生。这些事言易行难,需要一线医生不但有一流的医德医技,更要有丰富的社会经验。

陈伟同志常年在临床一线亲身经历着各种错综复杂,有些甚至匪夷所思的医患纠纷,痛定思痛,她向那些从没有医患矛盾的德高望重的老医生身上寻找闪光点,并不断总结提炼,在浩如烟海的书本中求答案,最终把临床常见的医患矛盾一一归类,根据其发生、发展、激化或是平息的客观规律,提出了事前预防、事中控制、事后处理等一系列方式方法,并学会面对不公正待遇如何正确应用法律武器保护自己的合法权益,保护医疗机构的正常运行。

在我国当下和谐的大背景下,每个人都会认为自己的权益神圣不可侵犯,面对无可逃避的生老病死,并不是每个人都能理智面对,故而医患纠纷必然无可避免。行车万里,油门与刹车同等重要,治愈患者与保护自己缺一不可,所以本书实在是每一位临床医生提高自身医学技能之时必不可少的肘后宝典。

北京积水潭医院院长　田伟

2017 年 9 月 18 日

前　言

　　不知不觉中在北京积水潭医院担任医患办公室主任十三年有余,处理医疗纠纷上千例,在工作中,我设身处地地感受到,中国目前医患纠纷不断增加,不是因为医疗水平差,而是医患之间沟通不够顺畅有效。

　　医患之间对于疾病治疗的预后衡量标准不一致是导致医患矛盾产生的重要原因之一,而导致认知差异的主要原因,就是医患沟通出现了障碍。随着医疗水平的不断提高,患方对治疗结果的期望值越来越高,但对医学的局限性和风险性认知不够。在医疗实践中很容易发现,大多数医疗纠纷都与医患沟通不到位有关,最不容易发生纠纷的医生往往不是技术最好的医生,而是最善于和患者沟通的医生。有一些治疗,医务人员认为患者恢复得很好,或者认为是在治疗过程当中很小的问题以及难以避免的并发症,而患方则认为疾病治疗得不好,是医务人员不负责任,是天大的问题,是医疗事故。

　　医务人员主动加强与患者沟通,让患者认识到医疗风险要医患双方共同承担是疾病治疗过程中至关重要的问题,如果医生与患方沟通不够充分,发生患方无法接受的不良后果,分歧难免产生。良好的医患沟通可以提高工作效率,充分取得患方的信任,同时避免误会和矛盾的产生。医务人员应当在实践中不断提高对医患沟通的认识,掌握医患沟通的方法,同时摸索适合自身的沟通方法方能起到事半功倍的效果。

　　通过工作中的不断摸索,我开始整理容易引发医疗纠纷和需要加强沟通的环节,并通过各种机会与临床医务人员进行交流。很多同行认为通过加强沟通,有效改善了和患者的关系,提高了患者的就医获得感,同时医务人员在工作中的成就感和职业幸福感也不断加强。

　　为了能够让更多的医务人员加强对医患沟通的重视,提高医患沟通技能,掌握医患沟通方法,我将工作感受整理成书,希望能够对和谐医患关系做出自己菲薄的贡献。

本书在编写过程中,得到了医院各级领导和临床医生的关心和鼓励,得到了家人的支持与理解,得到办公室同事的帮助与建议,在此一并表示衷心的感谢!引用老子的金句自勉:不自见,故明;不自是,故彰;不自伐,故有功;不自矜,故长;夫唯不争,故天下莫能与之争。

受编写水平和时间所限,如书中有不妥或错谬之处,敬请广大读者给予批评指正!

编　者

2017 年 8 月

目　录

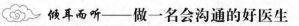

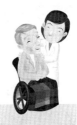

第 1 章

正确认识医患关系

医患关系是医务人员与患者在医疗过程中产生的特定医治关系,是医疗人际关系中的关键。著名医史学家西格里斯曾经说过:"每一个医学行动始终涉及两类当事人:医师和病员,或者更广泛地说,医学团体和社会,医学无非是这两群人之间多方面的关系"。

当前中国医患关系紧张、医患冲突激烈成为困扰全社会的难题,而由此导致的医患之间缺乏信任、对立情绪严重使医患关系进一步紧张,医患关系陷入恶性循环的怪圈儿,但当医患双方都冷静下来,会清楚地发现,这种恶性循环一定会导致两败俱伤!

一起起暴力伤医事件,让医务人员如临深渊、如履薄冰,本应受到全社会尊重的医疗行业陷入前所未有的被动。医务人员变成伤医事件的受害者,血淋淋的事实让医务人员身心备受摧残。医务人员提高危机防范意识成为必修课,防御性医疗自然产生。医生在给患者诊治疾病的过程中,可做可不做的检查要做,免得患者投诉时举证不能,可说可不说的话少说,免得语多必失,被人家抓到问题引发矛盾。而患方对医生的不信任也提高到前所未有的高度,医生给患者开检查,患者会认为医生过度医疗,不开检查,患者认为医生不负责任;医生给患者开药,患者会认为医生为了开单提成,不开药,患者依旧认为医生不负责任,医患之间信任度下降,导致医患关系越来越敏感,越来越脆弱,禁不起一点风吹草动!

医患之间的信任危机愈演愈烈,最终影响的一定是医学事业的发展,影响的是全体国民的健康。医务人员是全民健康的保护伞,每一位医生都希望自己的患者康复,全社会应当尊重医务人员,善待医生,而化解信任危机,医务人员发挥主观能动性,提高人文关怀,加强沟通意识是关键因素之一。

第一节　医务人员的境界

医务人员是掌握医药卫生知识,从事疾病预防和治疗的专业人员的统称。古代,老百姓称医生为"郎中"或是"大夫",自古就有"刑不上大夫,礼不下庶人"之说,其实无论是"郎中"还是"大夫"都曾经是指官位很高的官称,救助百姓于困厄之中,是受到全社会敬仰和尊重的职业。而古时医巫不分,很多巫医被老百姓尊奉为"神"。随着西方文化不断影响,医生变成了一个脱离神学的职业,但随着医学技术不断进步,患者就医过程中期望值越来越高,对医务人员的敬仰和尊重却越来越少。同时,由于医疗工作和老百姓最重视的生命健康息息相关,人们不仅就医期望值增加,而且对医务人员的道德层面提出了更高的要求。"白衣天使"就是人们对医务人员一种理想化的道德定位,并逐渐成为医务人员的代名词和道德形象。确实在实际医疗工作中,很多医务人员不知疲倦,无私奉献,涌现出很多白求恩式的好医生,但我们必须认清,医务人员是人不是神,医疗工作是高风险的行业,生老病死是人之常情,医务人员没有天使的翅膀,所以也需要吃饭休息,医务人员更没有天使的魔棒,所以不能起死回生,医务人员更需要全社会的认可和尊重。

由于职业的特殊性,医务人员工作节奏快,压力大,生活不规律,尤其紧张的医患关系让医务人员不堪重负,牢骚和抱怨难免产生,但是牢骚和抱怨并不解决问题,这让我想起了一个令我感触颇深的小故事,故事的名字叫"你不能把香蕉皮骂进垃圾桶"。

大学阶梯教室里,一场演讲会即将开始。主讲人是蜚声海内外的知名教授,海报两天前就贴出去了,反响异常热烈,同学们纷纷赶到现场,要一睹教授的风采。离开讲还有10分钟,学生们纷纷进入到会场中,在他们跨进会场的一瞬间,不约而同地发现脚下有一块香蕉皮,在抬腿避开时,都不忘埋怨两句:是谁这么缺德? 一点公共意识都没有! 组织者是怎么搞的? 现在的人,什么素质? 大家叽里咕噜抱怨着跨过那块香蕉皮,坐到自己的位置上,静等着教授的光临。

几分钟后,教授准时到达。他也发现地上的香蕉皮,扶扶眼镜上前仔细端详。教室里顿时静了下来,大家都伸长脖子,看教授的一举一动。教授看清楚脚下是一块香蕉皮,勃然大怒,指着它大声说道:你怎么可以待在这个地方呢? 你应该是在垃圾桶里的! 怎么这么没有公德心没有环保意识,要是有人踩到你摔伤怎么办? 你太不像话了!

愤怒让他的眼镜在鼻梁上跳动着,让人一下子想起被小事激怒的唐老鸭,听众席上顿时传来一阵阵笑声。教授没有理会,继续愤怒,对着香蕉皮继续发火。听众席上,有学生不耐烦了,大声说:算了吧! 教授,别费力气了,你不能把香蕉皮骂进垃圾桶的!

教授听了,突然转过头来满脸红光地笑了,并伸手把香蕉皮捡起来,放进讲台旁的垃圾桶里,用纸巾擦擦手说:刚才那位同学说什么? 能再说说吗? 教室顿时静了下来,没人说话。教授说:我听见了,你不能把香蕉皮骂进垃圾桶的! 这就是我今天晚上演讲的题目! 这时,墙上的大屏幕上开始播放同学们刚才入场时的镜头,同学们千姿百态地跨越香蕉皮和版本各异的埋怨声清晰地传了出来。大家最初哄笑着,慢慢变得鸦雀无声。

教授说:这是我特意安排的一个环节,我想给大家讲的道理,其实你们已明白并喊了出来。但对你们来说,明白道理是一回事,而用道理指导自己的行为,却又是另外一回事! 我相信,在座的几百名同学,没有一个人不懂得香蕉皮是骂不进垃圾桶的,但大家缺乏动一动手,以举手之劳去改变现状的行为。这就如同许多人感觉社会冷漠,而又吝于付出一个笑脸;埋怨环境污染,却又不愿意捡一片垃圾;咒骂腐败和贪污,遇事却本能地想去托关系走后门；感叹道德水平下降，却又不愿意身体力行地去做任何一件善事……几乎所有的人都在埋怨和咒骂。几乎所有人都不愿意身体力行去做事。责任永远在别人身上，而自己永远都是受害者！这些做法与心态，无限放大了消极面，而使人看见的都是绝望。事实上，并非如我们所想的那样，社会的每一分进步，都是需要人们用行动去构建，如果我捡起垃圾，这个世界就少了一个污染源；如果我再将身边的垃圾清理掉，世界就干净了一分；如果我的行为感化并带动了一个人，那么世界上又多了一份干净的原因。地球上只有五十多亿人，这不是一个望不到边的数字，因而，我们应该为自己的五十亿分之一抱有信心。记住，垃圾不会被骂进垃圾桶，你得行动！从现在开始！

这个小故事发人深省，医务人员要明白牢骚、抱怨、敌对不会改善紧张的医患关系，只会雪上加霜，创建和谐医患关系要从自身努力做起，从主动沟通做起，每一位医务人员都应当找到正确的定位，力争达到最高境界。

记得几年前，著名作家六六的小说《心术》深入刻画了当今的医患关系和医务人员的真情实感，六六在《心术》中说："医生是一个很奇怪的职业。几乎所有的职业都有兼容性和选择性，唯独医生这个行业是排他的。学生考学校，考不上北大，清华也好，两者皆不取，南大也行。张老师是最好的班主任，进不了那个班，王老师也行。没人认为王老师带出来的学生全都是垃圾，大家都相信，老师只占人一生的成功因素中很小的一部分。看病就完全不是这样。你得了疑难杂症得了绝症，但凡有条件，你一定会选这个行业里最最顶尖的好医生。医生没有好医生、次好医生、普通医生的差别，医生只有好和坏两类。我们只以效果论成败。能治好病的就是好医生，治不好病的就是坏医生。因为人的一生，职业也好，前途也好，你都有尝试和转变的可能，而生命，只有一次，不可逆转。"这段话说出了大部分患者的心声，患者把自己的命运，自己最宝贵的生命健康交给了医务人员，当然就会提出最高的要求。而真正热爱本职工作的、充满责任心的医务人员，在工作中一定也会达到最高境界。

很多医学大家就是用自己的实际行动诠释着医生的境界。

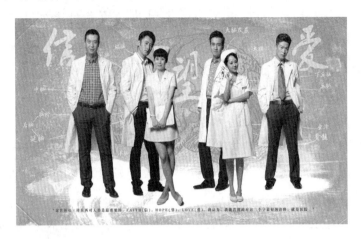

《心术》中曾提到,医务人员的工作有三重境界:第一重叫治病救人。医生是一个崇高的职业,治病救人是医生的职责。没有任何一位医生不希望自己的患者康复。医生的工作,小到门诊,大到手术,全都关系到患者的生命,医务人员在工作中兢兢业业,认真负责,是职业赋予的责任和义务,很多医务人员默默无闻地在自己的工作岗位上实现着治病救人的承诺。

在贵州省雷山县望丰乡五星村就有这样一位坚守乡村16年为父老乡亲默默奉献的村医。她叫龙丽琳,今年36岁,一米五的个子,步伐矫健,眉清目秀,年轻时可称村里的村花。

龙村医1980年8月出生在雷山县望丰乡五星村,她是一位孤儿,十二岁父亲因病去世,一年后,母亲又改嫁他乡,她从小和姐姐相依为命,跟着爷爷、奶奶一起生活。

因父亲病逝而经受的种种的苦难,在她幼小的心灵里开始播下了一颗从医的种子,立志长大后从医,为父老乡亲解除疾病的痛苦。

上学以后,她克服各种困难,刻苦努力地学习,于1997年9月就读成都青白江区卫校,在学校三年里,她认真学习专业知识,于2000年7月以优异的成绩毕业,同年8月,回到了自己的家乡雷山县望丰乡五星村。

她怀揣着救死扶伤的梦想，本着一颗赤诚之心，积极向上级有关部门申请办理村卫生室，如愿成了一名名副其实的乡村医生。

　　她虽然嫁到了他乡，但为了自己的父老乡亲患病时能得到及时救治，为妇女儿童的健康守住第一道防线，因此，不论白天黑夜，不论刮风下雨，只要有患者的呼唤，有接生的需求，她就送医送药到家，田间地头，荒山野岭，到处都留下她为群众忙碌的身影。

　　她把自己的青春、热情都奉献给了自己的父老乡亲，以一腔爱民之心，受到了乡亲的交口称赞。就像一粒能生根开花的种子，用自己的默默奉献，改变着农村缺医少药的现状。

　　16年来在卫生室里，没有上下班之分，不分昼夜，不分晴雨天，只要村民有需求都是风雨无阻。轻的患者到卫生室来，她认真诊断，按病情给患者开药、打针、输液，重患者或老年行动不便的就亲自上门诊病开药，不管到哪里出诊，时间长短，地点远近，都没有向患者多收一分钱。

　　2001年腊月一天的夜里两点多，她已经进入梦乡，却隐约听到急促的脚步声，由远而近，在她门前停下了，接着听到有人大声喊："龙姐！龙姐！"

　　她立马下床打开窗户，只见一个十一二岁的小姑娘冒着寒风站在窗下，一看见她就边哭边喊，原来是她的妈妈不知得了什么病，痛得在地上直打滚，爸爸又不在家，只有兄妹三个小孩，她立马准备药箱跟着去小姑娘家。

　　一进家门，就看见小姑娘妈妈躺在床上打滚，仔细地询问发病过程，起初，以为只是急性胃肠炎，就给患者输液，可液体都快完了，患者仍然喊肚子痛得厉害。之后再一次为患者做全身检查，初诊是宫外孕破裂，必须立即送到县医院去，可当时，交通工具不便，而且从五星村到县医院，有14公里，步行得要两个多小时，开车也得40多分钟。

　　最后她硬着头皮向本村唯一一家有一辆双排座车的叔叔家去求援，那叔叔爽快地答应，几个人立即把患者送往县医院，到达县医院时，天已经快亮了，做手术的医生庆幸地说："幸好你们把患者送来的早一点，如果晚半小时,患者就会有生命危险"。

2002年9月30日,晚上9点多钟患者家属来叫她去看病,时值该村电网线路改造全村停电,黑漆漆一片,她深一脚浅一脚到患者家,一摸小男孩额头,感觉他发热了,立刻给他测体温,不测不知道,一测吓一大跳,天哪！这个小男孩的体温超出40℃的水银线,她意识到了严重性,立即配药给他治疗,经过及时治疗,小男孩体温慢慢地降了下来,虽然最后已经输完液,但她依然不放心离去,仍然坚持不停地给他做物理降温,和小男孩父母一直间断地给他测体温,直到小男孩体温降至正常彻底脱离危险,接近凌晨3点钟才回到卫生室休息。

这样的事情举不胜举,16年来,她一直都这样在为村里父老乡亲服务,初衷不改,无怨无悔。

龙丽琳说:"治病救人就是我选择当医生的初心,关心患者,就像关心我的家人一样!"我想,绝大多数医务人员都在自己的工作岗位上践行者治病救人的初心。

医生是治病救人的行当,疾病有不同,术业有专攻,但医生最不能做的是只会开刀不问人情的冷面高手。真正的医者绝不会以医术的高明引以为傲,而是在对患者的医治中丰富并成长,把更多的关怀和爱无私地给予自己的患者。当医务人员将治病救人视为己任,又深深热爱自己的工作的时候,就会达到第二重境界,主动关心患者,给予患者人文关怀,不仅看好患者的病还要有悲天悯人之心。

著名的妇产科专家郎景和曾经写过一本生活随笔——《一个医生的故事》,书中,郎院士从一个医学大家回归到普通医生的视角,告诉大家"医生给患者开出的第一张处方是关爱。"郎院士用自己的实际行动践行着美国医生特鲁多的墓志铭"有时去治愈、常常去帮助、总是去安慰。"郎院士在书中写道:"医生必须了解,不是每一个患者都能治好,很多时候,医生更多应该给予患者的是人文关怀。"

郎景和院士讲述的小故事《三十多年未辍的贺年片》就让我们感受到这份浓浓的人文关怀和医患真情。

"每年春节,我都会收到一张贺年卡,30多年从未间断。虽然只是一张卡片,我却把它视为珍贵的礼物、一张平安喜报。

寄卡片的人,当年只有8岁,读小学二年级,很聪明,很讨人喜欢。不幸的是,她得了卵巢恶性生殖细胞肿瘤,瘤子不小,恶性程度高。按照当时常规的做法是要切除子宫和双侧卵巢的,还要辅加化疗和放疗。这是个令人心悸难耐的措施。

那时,我们正在进行卵巢癌的系列研究,已经开始试图只切除患瘤卵巢的手术,并于术后给予敏感的化疗。这当然是孩子和父母所企望的治疗方案,但我们要共同承担复发的风险。

手术和化疗的实施都很顺利,但我们必须保持警惕,严密随诊,观察影像检查和肿瘤标志物。一开始,她每个月都要来,后来是2个月、3个月、半年、1年……再后来,孩子长大了,瘤子没有复发。

贺年卡如期而至,是我所期盼的。开始是稚拙的铅笔字和小图画,后来竟然是精美的毛笔书法和国画。几句温馨的贺年话语,几行令人喜悦的消息:不用休学了、考上初中了、要上高中了、上大学了(文科状元)、结婚了、生了个女孩……

难道还有比这更珍贵的礼物吗?难道还有比这更深切的慰藉吗?一位医生的幸福感和成就感,因此而足矣!"

郎景和院士指出,一个医生要修成正果,大致可分为三种境界:得意、得气、得道。

得意,是指初步领会医学的含意,理解了从医的乐、知、趣,也可以指对自己的诊断处理、行医诊疗基本满意,一种渐入角色之感。达到这个境界,需要5~10年,有的外科医生需要技术操作训练,时间要更长一些。

得气,是说在临床苦行10年左右,渐入佳境,处理事情更为得心应手,疑难问题、复杂手术均可应付自如。似乎有一种"气息"使然,乃为理念、经验形成的技术能量;似乎有一种"气场"在发挥作用,乃为名声、威望,受到业内人士的认可,得到公众与患者的信赖。

得道,道者可意会难以言传也。我们看过张孝骞、林巧稚诊治患者的过程,那一启齿、一举手、一投足,体现的爱与智,似有神使天工!道是理性升华,道是心智结晶,道是技巧游刃……此时的看病,才是一种艺术、一缕神韵、一片道场。得道长矣、得道难矣!我们可以得意、得气,但穷其一生未必得道。我曾说"十年磨一剑,百岁难成仙"即是此意。

郎景和院士所说的得道亦是我所阐述医生应达到的最高境界,进入患者的灵魂,成为他们的精神支柱。

2013 年 5 月,美国斯坦福大学的神经外科医生保罗(Paul Kalanithi)被确诊为第四期转移性肺癌,年仅 36 岁。在他生命的最后两年里(逝于 2015 年 3 月),他继续坚持从事医疗培训工作,并且记录下他作为一名医生和患者,在面临死亡时的经历——《当呼吸成空》。

保罗在书中写道:作为一名医生,我的理想从来都不是治病救人——凡人终有一死。我所崇尚的向来都是直面生死:引导和抚慰患者及其家属,理解死亡、生病这件事。我认为,医生的责任从来都不应该是起死回生,或是妙手回春。医生,应该是张开双臂,去拥抱那些满布伤痕的身体、灵魂,给他们爱,给他们力量,抚慰疼痛,直至他们可以重新振作,勇于面对,成为真正的自我存在。

事实正是如此,生老病死人之常情,任何一位医者都不能起死回生,医务人员正是在平凡的工作岗位上努力实现着治病救人的初衷,展现着医者大爱无疆的人文情怀,并力争达到成为患者精神支柱的最高境界。

第二节　如何看待患者

医患关系是医者和患者的关系,医务人员在工作中要给自己合理的定位,力争达到最高境界,更重要的是要正确看待患者,才能了解患者的疾苦,避免矛盾的产生。

一、患者就是"中山狼",要提防他反咬一口

医患双方不断积聚的对立情绪,让医者对患者也难免有防备之心。

曾经有一位同行告诉我，说现在很多患者就是中山狼。他为什么有这种想法，原来是亲身经历的一次医疗纠纷让他一朝被蛇咬，十年怕井绳。

几年前，他曾经收治了一位老年女性患者，因摔伤导致股骨颈骨折，需要手术治疗，但术前检查老人有严重的心功能不全，属于手术禁忌证，因此不能马上手术，需要将心功能调理好才能考虑手术的问题。患者家属看到患者骨折后非常痛苦又不能手术心急如焚，便开始四处找人托关系希望手术能提前进行，后来找到了当地卫计局领导，领导与主管医生商量看能否在条件允许的情况下尽快手术，主管医生反复交代风险，患者家属跪在地上苦苦哀求医生尽快手术为老人解除痛苦，并坚决声称"一切不良后果都愿意承担"。主管医生禁不住家属的苦苦哀求，又不愿意驳回领导的情面，所以在明知患者风险很大的情况下做了手术，结果不出所料的是老人术中出现了心源性猝死。家属情绪悲痛又激动，瞬间几十人闯进手术室找主管医生要说法，要求医院赔偿损失，否则绝不罢休。当主管医生反问患者子女："不是你们坚决要求手术吗？不是你们说愿意承担一切不良后果吗？"患者子女冲出来暴怒到："知道手术一定会死，我们还会要求手术吗？我说的一切不良后果不包括死亡！"主管医生瞬间无语，不知如何应对眼前的一切。

后来，医院相关部门出面与患者家属反复协商，由于手术前患者存在手术禁忌，医疗机构的医疗行为违反诊疗常规，所以最后医院承担了赔偿责任。这位主管医生很久都无法抚平自己受伤的内心，也坚决不再收治有明显手术风险的患者。但是，患者真的是中山狼吗？

中山狼一词用来形容"忘恩负义""恩将仇报"的人，出自东郭先生误救山中一只狼，反被狼吞的故事。

患者在恳请医生诊治疾病过程中，确实经常会出现苦苦哀求的情况，但患者的这份苦苦哀求大多是治病心切，却并不了解医疗的风险和难以避免的情况。医务人员在碰到苦苦哀求的患者的时候切不可因为一时心软答应患者的不合理要求。尤其是熟人看病更要遵守诊疗常规，因熟人看病，简化诊疗常规引发医疗纠纷的案例不胜枚举。

比如熟人看病,不愿意多花钱,就对主管医生说,能不能少做点检查啊?医生在诊疗过程中,如果碰到熟人患者这么说,估计碍于情面都会减少一些疾病所需要做的常规检查,凭经验来判断。但是这种"该做的检查不做"带来的可能就是漏诊、误诊,无论对患者和医生都存在潜在风险,一旦发生医疗损害后果,估计患者只会倒打一把,告你这个庸医!

其实患者不是中山狼,他只是不能接受医疗不良后果的发生,因此医务人员无论遇到什么样的患者,无论他是苦苦哀求还是熟人所托,都要把医疗风险交代清楚,并严格按照诊疗常规进行诊治,避免不良后果的产生。

二、待患者如亲人

待患者如亲人是医院领导经常要求医务人员去践行的标准,但亲人是什么?亲人是我们每个人至亲至爱的人,只去付出不求回报的人。而且我们一般和亲人说话不用过分讲究方式方法,哪怕说错了话,也不会看到亲人不由分说抬手便打!待患者如亲人是我们医务人员表达的自己的诚意,是我们美好的愿望,但既不专业,也不十分正确。

某一家医院发生过一次奇葩的医疗纠纷。一位80多岁的老年女性患者因急性心肌梗死被"120"急救车送到该院急诊。送来时,老人呼吸心跳已经停止,出于人道主义考虑,急诊医务人员马上投入了积极的抢救,但终因老人原发病过重,抢救无效去世。

参与抢救的一位年轻医师由于未能抢救成功感到沮丧又伤感。不由自主眼含热泪向患者家属宣布患者临床死亡。患者唯一的女儿看到参与抢救的医生眼含热泪,不由分说就给了小伙子一个嘴巴,并且振振有词道:"我妈死了,你为什么哭啊?"青年医师很诧异地说:"阿姨,您为什么打人?老师教育我们要待患者如亲人,您家亲人去世我也很伤心!"患者家属情绪激动地回答:"待患者如亲人?不把我们当患者就是好的!一定是抢救过程有问题!说说你们做了什么对不起我妈的事情?"

患者家属是一位60多岁的老人,和老妈相依为命。在老妈去世后,就把和医院打官司当成了必需的事情，虽然两次医疗事故技术鉴定和一次医疗损害责任鉴定均认定医疗机构在诊疗过程中无任何过错和不足，但医院在纠纷解决过程中耗费了大量的人力和物力。

其实，自古就有"医不自治"之说，因为面对亲人，医生往往无法做出冷静客观的判断和处理。对于患者，医务人员应表现出专业、友好的工作状态，但要保持一定的距离，不能太亲密，否则会影响对疾病客观的判断和处理。

待患者如亲人是我们美好的愿望，更重要的是加强沟通，认真倾听患者的需求和想法，获得患者的信任和理解。

三、和患者交朋友

有人说医患关系应当是抗日战争时期国共两党的关系，国共两党共同的敌人是日本，因此友军的团结才是抗日战争胜利的关键！医患双方共同的敌人是疾病，因此医患之间应当成为亲密无间的好友，才能实现医患和谐。

朋友是什么？朋友是指在特定条件下由双方都认可的认知模式联系在一起的不分年龄、性别、地域、种族、社会角色和宗教信仰的相互尊重、相互分享美好事物、可以在对方需要的时候自觉给予力所能及的帮助的人及其持久的关系，其最高境界是知己。

且不说和患者成为知己比登天还难，就说成为朋友也要有很多先决条件。心理学家曾经分析过两个人成为好友的条件。只有成功打开对方的心门，二者才能成为好友。做朋友最基础的是存在相互吸引的共同点，比如说相同的生活背景，相近的兴趣爱好，相互之间比较欣赏的优点。更重要的是朋友之间需要相互认可，这样才会相互信任，朋友之间需要真诚相待，这样友情才能久远。

医患之间的生活背景差异、专业知识差异很大，因此，如果我们有和患者成为朋友的美好愿望，就要付出更多，要努力敲开患者那道尘封已久的心门，与每一位患者真诚交流，互相尊重，相互信任，如果是朋友，也许除了疾病本身,还要得知患者的工作生活情况,这样才能更好地根据患者的实际情况选择最佳的治疗方案。

但由于临床工作繁忙,和患者沟通时间有限,因此和患者成为好朋友只能成为我们一个美好的愿望,而且,和患者交朋友把握好度很重要。

北京大学肿瘤医院沈琳在接受记者采访时就明确表示,不会和患者交朋友。她说:"医生都会有这样的经历,不知不觉就会和患者成为朋友。但是当患者的疾病不能治愈,当患者去世时,那种痛苦,几年都走不出来,甚至这种痛苦会伴随你一生。"其实对于医生而言,和患者保持一定的距离既是一种自我保护,也是对患者负责。因为对于医生而言,你产生感情的时候,你就会不理性,从而影响你的判断。所以,和患者交朋友固然没错,但是把握好距离很重要。

四、视患者如上帝

不知从什么时候开始,就有了医生是天使,患者是上帝的说法。这是我认为最不靠谱的比喻。上帝是什么?《圣经》里面说,上帝是宇宙的支撑和创造者。上帝是一个你看不见、摸不到但是真实存在的神。你的父亲如何待你,他也会如何待你,而且会比你父亲待你好。不管你做错什么,他永远爱你。只要你信他,愿意认错,他会把你带进天国,享受永生。如果患者是上帝,当然不会有疾病需要医生诊治;如果患者有上帝一样宽容的胸怀,自然也不会有医疗纠纷发生。我想当初提出把患者当成上帝,是希望医务人员对患者爱护和尊重,但有一些患者已经成为被"宠坏的上帝",这个提法难免让患者产生不合理的期望,在就医过程中会提出各种不合理的要求,甚至不配合治疗。因此,患者不是上帝,医患之间应当回归到相互尊重的状态,才能更好地沟通和交流。

五、如何正确看待患者

患者,英文叫"patient",顾名思义,就是生了病需要我们帮助的人,而现代医学发展越来越快,分科越来越细致,见病不见人的情况司空见惯。

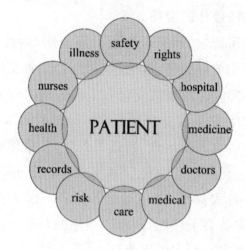

我曾经接待过一位老者投诉,老人家非常气愤地对我说:"我浑身的骨头都不舒服,想一次都看看。我早上5点就来了,分诊台的护士建议我挂了5个号。脖子痛看脊柱外科,肩膀痛看肩关节科,膝盖痛看矫形骨科,踝关节受伤了要看踝关节科,我半年前还在你们医院做了个骨折手术,该取钢板了,所以我还挂了个创伤骨科。我花500块钱挂了5个号,等了5个多小时了还一个科都没看上呢!你们医院就没有一个科能给我都看了吗?"这就是现代医学分科越来越细的结果,我经常会和医院的骨科医生开玩笑。我说:"你们简直就像木匠一样,做手术,里面两根棍钉上就算完成任务!患者心脏不好了,得去心内科调理心脏;血糖高了,要去内分泌科调理血糖;手术做完出现了并发症,患者病情急剧加重,就得赶紧转ICU,还会有医生认为,我手术做得很成功,患者出现并发症和我没关系!"其实现代医学缺乏整体观念,就会导致这种铁路警察,各管一段的情况。但是我们要知道,患者是人,不是机器,不能一段一段地维修,除了疾病本身的治疗,还要关注患者的情绪和感受。

我接待了这位老人,听完老人的意见,让老人把5个专家号全部退掉,给老人挂了中医骨科的专家号,因为老人不需要手术,中医骨科的医生从头到脚给老人家做出了诊治,并对症治疗。老人的一句话让我感慨良久,他说:"还是中医把患者当人看啊!"这句话说出了患者的心声,把患者当人看,除了关注疾病本身,更要关注患者的感受,才能切实了解患者疾苦,有效诊治疾病。

很多医学大家,在工作的一点一滴中就做到了这一点。

医学泰斗裘法祖曾说:"才不近仙不可以为医,德不近佛不可以为医"。裘老为每一位患者诊治疾病时都非常关注患者的感受。曾经有一次,一位患者找裘老诊病,当时正值严冬,裘老使劲搓了搓双手,然后开始给患者进行腹部检查,就在裘老的手放在患者腹部那一瞬间,患者居然热泪盈眶。患者起身后对裘老说:"裘教授啊,我这肝胆问题,在您之前已经看过五六位医生了,但没有一个医生摸一下我的肚子。而您不但摸我肚子检查,摸之前还特意把手搓热了,您知道吗?您热乎乎的双手放在我肚子上的一瞬间,我感觉一股暖流传遍全身!裘教授,谢谢您!"

医学不是万能的,患者会对医疗风险不理解,但医务人员如何看待患者却能够影响着患者对疾病的认识。不仅要看到病,还要看到生病的人,人与人之间的心灵沟通往往会架起爱的桥梁。不要谈什么天使、上帝,把患者当人看,给予患者应有的关怀、责任和尊重,就是医学人文精神的最好体现。

第三节 正确看待医疗工作

医学,是通过科学或技术的手段处理人体的各种疾病或病变的学科,而医疗工作是运用医学科学理论和技术,以诊疗疾病、照护患者为主要目的的工作。医学不断进步发展,医疗技术日新月异,但我们必须清醒地认识到,医疗技术是为患者提供服务却可能使患者成为受害者的缺陷技术,医学不是完美的,我们从追溯医学的起源来看看医学的本质。

人类从诞生以后一直都生活在极其艰苦、最低级状态的生存环境中,主要靠植物果实、根茎叶充饥,同时也茹毛饮血,吃其他动物。在以植物为生的生存状态下,人类根据自身经验,逐渐知道了植物所具有的营养、毒性和治疗作用。这就是最早医学的起源,人类在长期实践中出于生存和救护的本能,通过不断摸索,逐渐发现了一些食物不仅可以果腹而且可以用于治疗,这就是我们常说的药食同源的道理。

医学最早归于神学。公元前170万年左右,人类开始直立行走,大脑加速了增容进化,智力也不断提高。人类对于自然界中的一些自然现象产生了思考,但他们仍然不可能真正认识自然现象,人们对一些当时还无法解释也难以控制的自然现象,便产生了一些神秘想法,于是产生了原始宗教。原始人出于对自然现象如日月星辰、风雨雷电、生老病死等无知与恐惧,便对自然现象产生神秘虚幻的理解,以为自然界的一切现象都存在着一种超自然的实体,从而形成了万物有灵的观念,这一观念是原始宗教的重要内容。因此他们敬畏太阳、月亮、风、云、雷、电,他们认为像日升日落、自然灾难这些不可控的因素背后,有一个类似人但力量无比、能主宰世界一切的"超人"——人们心中的"神"就这样产生了。神主宰世界,自然也主宰人的出生、疾病、死亡。因此,原始人类在史前文明之前就开始了崇拜神灵、祈求神灵保佑、治疗疾病的活动,也就产生了以经验医学混合神鬼的巫医、灵魂治疗、魔法治疗,后来也演化为僧侣医学,寺院医学,理发匠医术等。

我们回忆一下,汉字中最早的医字怎么写?"醫"或"毉"。从字形上分析,其中"酉"源自药酒,"巫"则是过去医学的另一种形式。在中国古代,巫医不分,很多时候的医疗行为便是巫术。这也说明了"药食同源","医巫同源"的过程。

但是,无论是生物被动感知的经验医学活动还是神鬼医学,都不算是真正意义上的医学。世界上能真正称得上医学的早期医疗活动,最早起源于古埃及。通过考古发现,公元前3300—前2360年书写、公元前

1553—前 1550 年编纂成册的医学莎草文,是最早的医学记载。古埃及医学利用的理论就是依据"天象、气象、河流决定论",骨肉、体液、体温、呼吸如同土、水、火、气;脉管如渠;脉搏如潮水涨落,疾病是灵气与血液失去平衡。在当时,这就是相当完善和高深的医学理论体系。古埃及的医疗分得很细,看病都分了科,医生行医也必须"很专业",比如左眼科、右眼科,鼻子科,肛门科……都是有严格规定的,甚至不能跨科行医。

　　略晚于或几乎同时代的古埃及医学发展的是古幼发拉底河和底格里斯河两河流域的美索布达米亚平原的古巴比伦,产生了古巴比伦医学。古巴比伦医学,是基于自然界是大宇宙、宇宙万物与人体相关论,认为人体是"小宇宙",肝是生命的中心。人体出现疾病与天象、动植物等有关联。真可谓是"整体论"和类似中医的"天人合一",但就科学意义上衡量,与现实还是差得很远。

　　古埃及、古巴比伦的医学,在历史发展中,始终未能彻底摆脱宗教和唯心主义的桎梏,但其早期对古希腊医学产生影响很大,其有用和相对科学部分被古希腊医学吸收融合。公元前 450 年至公元前 100 年左右,是古希腊医学发展的高峰。公认的西方医学鼻祖希波克拉底(公元前 460 年至前 337 年)就是这个时代的代表。他依据古希腊哲学的"四元素学说"提出了较为系统"四体液说"的医学理论,代表作《希波克拉底文集》代表古希腊医学的最高成就。倡导的医师道德修养"希波克拉底宣言"仍是今天医学生毕业从医的誓言。西方医学就是沿着古希腊医学演化和发展的。

　　通过追根溯源我们可以看到,医学起源于帮助别人摆脱痛苦,而且在古代,人类认识到疾病是生命过程的异常,并且会过早终止生命,是一种不可抵御的自然规律。但随着现代医学不断发展,医学彻底摆脱了神学,成为一门非常专业的科学。而且近年来,医学技术突飞猛进,很多疾病得到有效控制和治疗。但对于医学新技术、新方法、新疗效的不断宣传和部分医务人员的过度自信,不断地把错误的信息传递给了患者,令患者对医学产生了错误的认知,认为现在大多数疾病只要医生认真负责就可以治好，而医生没给我治好就是没认真负责。所以无论医方还是患方都要清醒地认识到医学的风险、局限和不确定性，正确认识医疗工作。

关于当代医学，长眠于纽约东北部的撒拉纳克湖畔的爱德华·特鲁多医生的墓志铭揭示了其真谛：有时能治愈，常常在帮助，总是去安慰。据此，我们必须认同：

1. 医学不能治愈一切疾病，"治愈"是"有时"的，是有限的，患者不能对医学抱有过高的预期，盲目相信医学的能力。

2. 一切药物/医学技术都是对身患病痛的人给予帮助，这是医学的"经常性"行为。

3. 基于患者对医学的信任和期望，虽然医学不能百分之百治病，但它"总是"能给予患者安慰。

正确认识医学，首先要强调科学原则。医疗技术和疾病是医学的自然科学部分。医学的发展必须遵循自然科学的规律、改进医疗技术、创造新的药物、完善国际知识体系内的医学理论。

医学作为科学，在治疗疾病时应当有"纯粹的"科学精神和科学方法，而医生在使用医学知识治疗患者时，应该有人道主义精神，不能只看到患者的疾病，而要看到患者的全部。这就要求医生不单单要掌握科学的医学知识，还要掌握哲学、社会学以及必要的人文知识等，同时了解患者的需求，考虑患者的宗教信仰、经济能力。从某种意义上来说，这又不是"纯粹的"。

因此，医学不是单纯的自然科学，因为它蕴涵着人们对人类生命的敬畏。一个合格的医生，一方面必须掌握先进科学的医疗技术，另一方面也要具备从患者利益出发的人文精神。另外一点，医患双方都必须知道，药物、医学技术无论多么发达都无法超越衰老与死亡的界限。

第 2 章

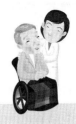

医患沟通概述

人类生活离不开人际沟通。然而,人类很早就意识到,要准确表达自己和理解别人都十分困难,而医患沟通由于涉及的专业知识的复杂性和医患之间的差异性使得其比一般的人际沟通更困难。当患者向医者诉说他的痛苦、陈述他的感受时,不一定都能被医者理解、唤起医者的共鸣;同样,当医者表达诊疗意见、提出配合要求时,也不一定能全被患者领会、赢得患者的合作,所以,医患沟通是一门学问,甚至是一门艺术。

第一节　医患沟通的概念

一、沟通的概念

沟通是指为了设定的目标,把信息、思想、情感在个人或团队之间传递,并实现理解效果的过程。

通过沟通的概念,我们首先来分析一下,医患双方是否有沟通的基础。答案一定是肯定的,医患之间应当能够顺畅地沟通,因为医患双方有共同明确的目标——治愈疾病,医生在给患者治疗疾病的过程中,满足了自我价值的需要,按照马斯洛的需要层次论,自我价值的需要是最高级别的需要,而在这个过程中,患者的生理需求、安全需求、归属和爱的需求、被尊重的需求充分得到满足,医患之间从而实现共赢。

这是我们期许的理想状态,但在实际医患沟通中,我们却发现,医患沟通远比想象中要困难得多。往往是医生讲半天,患者丝毫没听懂,这就是医学的专业性太强造成的,对于医生来说很简单的医学常识性问题,患者听起来却懵懵懂懂,因为医学常识有限而导致沟通不畅的情况比比皆是。

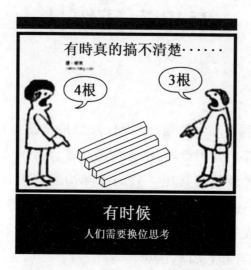

一位患儿因外伤到某医院骨科就诊,接诊医生诊断患儿为"青枝骨折",医生告诉患儿家长不需手术,只需回家制动休息时,患儿爷爷大怒,痛斥医生不负责任,还到医院相关部门投诉,认为医生故意刁难患者,不给患者精心治疗。

经相关部门调查了解到,青枝骨折多见于儿童,"青枝"两个字是借用来的,在植物的青嫩枝条中,常常会见到折而不断的情况。儿童的骨骼中含有较多的有机物,外面包裹的骨外膜又特别的厚,因此在力学上就具有很好的弹性和韧性,不容易折断,遭受暴力发生骨折就会出现与植物青枝一样折而不断的情况,骨科医生就把这种特殊的骨折称之为青枝骨折。

由于青枝骨折时,骨骼虽"折"却仍然未"断",因而一般都属于稳定骨折,通常是不需要手术治疗的。四肢骨的青枝骨折用石膏外固定治疗都有很好的效果。

但由于患儿家长看到孩子痛苦不堪,同时又担心骨折留下后遗症,想当然认为骨折就应该手术治疗,医生只是说了专业术语,没有进行详细的解释,本来诊疗完全符合常规,但家属倒认为医生不负责任了。

因此,医务人员要清楚,医患沟通,医方是要占据主导位置的,要耐心细致向患方讲清楚病因、诊断、需要做的检查,可以采取的治疗方法等,这样患方才能理解医务人员的治疗方案,才能积极配合。记住:沟通的目的不是说服,而是达到相互理解的结果。

二、沟通的要件

沟通是一座桥梁,它连接着人与人之间的情感。沟通之所以重要,因为人和人之间充满了差异和不同,对同样一个行为和动机的理解也不一样,每个人都希望得到别人的支持。但是,如果别人不了解你,就不会理解你,自然也就谈不上支持你。人与人之间总是有一定的距离,这不是实际的距离,而是人与人之间彼此沟通的心灵的距离。

人要想得到别人的理解支持,就要先进行互相了解,而倾听是重要的前提和手段。想成为一个善于沟通的人要怎么做呢?应当做到以下五点:

1. 加强自我修养 提高自我修养应该结合自身的性格和天赋,找到在这个领域适合自己的角色定位,才能成就自己的一番天地。这就需要长期规范自己的行为,与人沟通最好是先要了解对方,才可知道如何达到沟通的目的,更好地与他人交流就要站在他人的立场去考虑问题、解决问题,人为他人着想的越多,人的成功率就越大。

加强自我修养的人都有一个特点就是擅长“倾听”,只有擅长倾听的人才能抓住重点,发现问题所在,只有发现问题了,才能够从复杂的问题中理清思路,提出解决方案。“倾听”说起来容易,但是做起来难,这不仅仅是经验的问题,还需要智慧。会倾听的人,往往都善于思考,他们思考自己才能知道自己能力如何,从他人的角度来思考问题易于顺畅沟通。不会倾听的人,容易钻牛角尖,而距离真相原来越远。

2.切忌自我中心　搞好人际关系是一门艺术,很多人只强调他人对自己应该承认、理解、接受和尊重,却忽视对等地去理解和尊重他人;只注意自己目的实现,却无视他人的利益和要求等。在这种倾向支配下,他常常不顾场合和对方心情,一味由着自己的性子去交往,致使在交往中出现尴尬的局面。因此,人应该切忌自我中心,需要多进行换位思考,只有将心比心,以诚换诚,才能达到心灵的沟通和情感的共鸣。

3.做到胸襟豁达　承认别人的长处,善于发现和调整自己的短处,就是豁达。一个善于沟通的人周围一定有很多的朋友,他也一定是一个值得信赖的朋友。不因小事发脾气,这个是第一要素。尤其是碰到对方做错事的时候,如果自己原谅了对方,对方一定会感激你,觉得你是一个"宰相肚里能撑船"的人。

4.多为他人着想　人与人之间最宝贵的是真诚、信任和尊重。而这一切的桥梁就是沟通。沟通是人与人之间的思想和信息的交换。热心的人,当别人遇到困难需要帮忙时,他会挺身而出提供帮助;有时会不计较自己损失的利益来造福大众,这样的人,会受到人们的敬重。很多人为了一些小事,怕麻烦,只会一味地推托,总是觉得为什么是我来做,总是怕吃亏,这样的人是不易受欢迎的。

5.善于接受别人　每个人的经历都是丰富多彩的,所以每一个人的生活履历,都是一部蕴藏丰富内容的教科书,都可供你阅读和吸取有益的养分,从而时刻提醒着自己,避开前进中的沼泽。善于倾听的人,别人欢迎,自己长智。而善于倾听的人,往往又善于沉默。善于沉默也是正确判断的基础,它会让你细心地倾听他人的意见。积极倾听的人把自己的全部精力——包括具体的知觉、态度、信仰、感情以及直觉都或多或少地投入到听的活动中去,从而集思广益。

三、重视沟通,找到适合自己的沟通方式

中国医师协会早在 2008 年就曾经做过一项关于医疗纠纷的调查,调查显示 70％以上的医疗纠纷都与沟通不到位有关,在实践中我们也

发现,最不容易发生纠纷的医生往往不是技术最好的,而是最善于和患者沟通的医生。但是因为每一位医务人员外表、性格、表达方式等存在很大不同,因此不能要求医务人员沟通方式千篇一律,要想成功地沟通,一定要先对自己有个正确的评价,找到适合自己的沟通方式,同时也要根据患者的特点因人而异,达到沟通的目的。

(一)医务人员应主动沟通,找到适合自己的沟通方式

2015 年初,在微博上有一位帅气的麻醉师火了,他叫姚翔,因为他的原创的"聋哑人剖宫产术麻醉医生交流图"充满了浓浓的人文关怀,温暖了每一个人,让这位"暖医"形象瞬间传遍大江南北。

事情是这样的,一位聋哑产妇到这家医院生孩子,需要施行剖宫产手术,由于在场医护人员不懂手语,而麻醉师姚翔三下五除二画了 6 幅漫画,以此来与产妇交流,产妇心领神会且配合默契,手术顺利完成。

这次"漫画助产"实践了医患的良性互动,姚翔给予患者的爱通过潜移默化的沟通表现出来,"漫画助产"不仅让孕妇得到了实实在在的帮助,也感受到了人性的善良和社会的温情,其实,这位聋哑产妇是众多患者的典型代表,她的需求,是所有患者的共同需求。因为医学知识比较深奥,平常百姓想搞懂一个医学名称或术语,都存在较大难度。在医学知识面前,患者何尝不是"聋哑人"?纵使久病成医,也离不开医生此前的普及。姚翔不仅找到了适合自己的沟通方

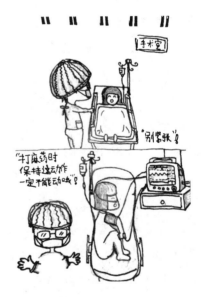

式,也找到了患者能够接受的沟通方式,因此不仅相互理解,配合默契,更赢得了患者和全社会的尊重。他之所以能得到患者的尊重,除了医术之外,还有一个重要原因,是他懂得沟通技巧,能用患者听得懂的语言,来表述专业知识,只要不产生歧义,医生的语言越接地气,越能引起患者

的共鸣,赢得患者的赞誉。仔细分析一些医患冲突的成因,不难发现,沟通障碍所占比例较大,有时是因沟通少,有时是沟通缺乏诚心与技巧,这些因沟通所导致的纠纷,只要有画草图、画漫画的态度,多数可以避免。

最近,著名的人民日报社记者白剑锋写了一本书叫《暖医》,白剑锋在书中写道:怎样才能成为一名有温度的医生?有温度的医生首先应该是一个高智商加高情商的人。医学既是一门充满了人文精神的科学,也是一门艺术,抽去了人文精神,医学就失去了灵魂,医生就失去了信仰,所以医生应该是科学家加艺术家;其次,医生还需要做一个敬畏生命的人,一个懂得谦卑、谦虚不自大的人,一个善解人意以心换心的人,一个敢为患者冒风险的人,一个能够看见患者的人,一个尊重患者体验的人,一个有一颗柔软心的人,一个尊重生命规律的人,一个和死亡和解的人。只有做好这十种人,才能成为一名有温度的医生。而做好这一切的基础就是学会沟通并且找到适合自己的沟通方式。

(二)主动了解患方特点,根据患方具体情况进行沟通

曾有同行开玩笑说,临床就像江湖,用江湖话讲患者都是三十六行里的各路神仙,稍微伺候不当,就会麻烦缠身。但医务人员如果努力做好沟通,尤其是找到适合对方的沟通方式,其实江湖也没有传说中的那样险恶。有很多会沟通的医生通过巧妙地回答,解决了患者的难题。

一次,一位门诊患者一再询问营养科的主任为何给她开钙片。主任耐心解释:体内激素分布改变导致钙流失之类。患者皱着眉头似懂非懂。看后面还有一长串患者等待诊治,主任着急,直接说:"奶奶,不怪您不懂,医学生学三年才能彻底弄懂这些,您就甭管了,回家吃钙片就是了!"患者奶奶干脆也直说了:"医生,电视上专家都说了,不能瞎补钙啊!"主任出现一分钟的无语,然后一个箭步冲到护士站捧回一盆葱兰:"奶奶,您看看这花草,可能浇水浇死,也可能干旱旱死,现在您身体的花草因为缺水枯干了,您觉得该浇水还是不浇?"

一盆花草让患者奶奶醍醐灌顶,高高兴兴地买药去了。

还有一次,血液科王医生向曾经是军人的患者家属解释化疗对正常细胞异常细胞的同时杀伤力,他说:"……要收回这块领地,必须把占领的敌军消灭,但是我们一批友军已经奔赴战场,所以我们的化疗,像个巨力原子弹,一弹下去,敌军友军都给清除了,这个时候的战场既没有敌军也没有友军,非常危险,我们就不断输血、输血小板进行增援,希冀友军储备力抢先复苏。如果友军先复苏,我们就胜利了,如果敌军抢先复苏,那我们就失败了……"说完,王医生神色凝重,这时孩子的爷爷,一位老兵,含着泪"啪"地给王医生敬了个军礼,而王医生拍拍老人家的肩:"您放心,我们一定不怕牺牲排除万难争取最大的胜利!"

这两个案例都充分说明,沟通是个双向互动的过程,医务人员一定主动沟通,引导患者及家属了解医疗过程和医疗风险,同时在医疗活动过程中,主动发现可能出现问题的苗头,并主动与患者及家属做根据其具体要求有针对性的沟通。

当我们发现与患者及家属沟通有困难时,还可以采用一些有效的方法避免沟通不畅或矛盾产生。

1. 交换对象沟通　在医务人员与患者及家属沟通困难时,可以换一位医生或主任与患方沟通;当医生不能与某位患者家属有效沟通时,也可以尝试换另外一位患者家属沟通,让这位家属去说服其他家属。

2. 集体沟通　对患有同种疾病较多的患者,医院可召集患方,以举办培训班的形式进行沟通,讲解疾病的起因、治疗及预防知识。这种沟通,不但节约时间,还可促进患者间的相互理解,使患者成为义务宣传员,减少医务人员的工作压力。

3. 实物对照沟通　某些疾病,口头和书面沟通都困难,可辅之以实物或影视资料沟通。比如对先天性心脏病患儿的家属,医生可用心脏模型结合画图进行讲解,家属就会形象地了解疾病到底出现在哪个部位,如何进行手术修补等;再如骨科患者,患者家属不知道骨病在什么位置,骨科医生便拿出人体骨架,用通俗的语言给患者讲解。

因此,医患沟通若想和谐顺畅,医方应占据主导位置,引导患者了解医疗的风险性,找到适合双方的方法,才能够沟通顺畅,达到相互理解、相互协作、治愈疾病的目的。

第二节　沟通的魅力

我们在工作或生活中经常会发现，有人因为不善沟通而失去机会，有人因为在交流时缺乏感染力、说服力而无法得到他人的认同。很多医务人员在和患者沟通时也会产生苦恼，自己反复多次地向患者说明病情及治疗方法，但患方就是听不懂，这也许就是沟通方法出了问题。我们一起来温习一下沟通的概念：沟通是指为了设定的目标，把信息、思想、情感在个人和团队之间传递并实现理解效果的过程。我们要理解，沟通的目的不是说服对方，而是达到相互理解的目的，在现实中，会沟通的人，都有神奇的魅力。

魅力是什么？词典里面说，魅力是一种很吸引人的力量，是一种复合的美，是一种通过后天努力和修炼达成的美，唯有魅力才是永恒和持久的。

美国女诗人普拉斯曾说："魅力有一种能使人开颜、消怒，并且悦人和迷人的神秘品质。它不像水龙头那样随开随关，突然迸发。它像根丝巧妙地编织在性格里，它闪闪发光，光明灿烂，经久不灭。而沟通能力的不断提升就能提升您这种吸引人的力量。"

若想具备迷人的魅力必须具备三个要件，那就是外形、内涵、气质兼备。而这也是沟通必备的三个要件。

一、沟通魅力之外形外表的重要性

我们从小接受教育告诉我们不能以貌取人，但我发现以貌取人是人的天性，自古以来就有"爱美之心，人皆有之"的说法。《诗经》中最脍炙人口的一首《关雎》中写道："关关雎鸠，在河之洲，窈窕淑女，君子好逑"，自古以来，人们就有追求美的天性。因此每个人应当注重自己的穿着打扮，言谈举止，尤其是医务人员，注意自己的外形外貌与工作相适应，是患者信任您的基础。

我曾经接待过一个患者的投诉：一位老者早上 8 点就到医患办投诉说："你们昨晚值班的医生实在让人不敢恭维，态度还好，但还是让人无法信任，我要求换个医生重新给我诊疗！"我们找了领导为患者诊治，结果发现领导的诊疗与前一天医生的诊疗完全相符，都符合诊疗常规。那究竟老人家为什么不信任前一天接诊的医生呢？老人家推心置腹地对我说："那位男医生头发留得太长了，根本不像医生，简直就像个二流子。您说他给我的诊断我能相信吗？"我们不能责怪这位老人家以貌取人，医务人员的形象确实是留给患者重要的第一印象，是患者信任的基础。

记得有一天我在门诊大厅碰到一位不久前刚刚晋升副主任医师的同事，飘逸的白大衣，精致的领带很帅气地出现在我面前，与我之前记忆中的样子大相径庭。我记忆中的他一直是很拖沓、非常不拘小节的。我很好奇地问他为什么变化这么大。他很含蓄地笑着打趣道："专家就要有专家的样子，您没发现现在没有人投诉我了吗？"我很认真地考虑了一下，事实果真如此，前几年他是被投诉的重点人群，最近果真很久没有关于这位医生的投诉了。为什么打上领带就没有患者投诉了呢？我想应该是两方面的原因。第一，这位医生穿上衬衫、打上领带，充满热情走上工作岗位，不由自主会以专家的标准要求自己，谈吐会更儒雅，解释病情会更耐心；第二，当患者遇到这样一位穿着整洁、谈吐儒雅的医生时，会发自内心的钦佩与敬重，因此和医生说话会更尊重更有礼貌，医患之间多了一份尊重与信任，当然沟通就会更顺畅，这就是外形的魅力。因此医务人员要记住，让自己的外形外貌、穿着打扮、言谈举止与工作岗位相适应是医患沟通的基础。

二、沟通魅力之注重内涵

医患沟通，外形外貌固然重要，但更重要的应该是内涵。内涵是什么，从字面上理解，内涵是一个人应该拥有的内在的涵养和素质。曾经看到过一个关于内涵很经典的表达，一个有内涵的人应当有根植于内心的修养,无须提醒的自觉,以约束为前提的自由,为别人着想的善良。

内涵其实是个模糊的概念,但往往能通过人与人之间的沟通和社会交往表现出来。一般来说内涵有三种特质:

第一个特质是学问丰富,要阅读与思考,要多学多思。中国自古以来就注重学习。《礼记·大学》中有"修身、齐家、治国、平天下"的理念。其中修身主要是通过学习来实现的。"万般皆下品,唯有读书高"讲的就是学习的重要性。通过学习不断提升自己的能力,提升自己的学问。所谓学问,就是对问题说得出道理,有自己的想法,能够正确地表达自己的观点。

中国著名思想家、哲学家梁漱溟先生曾经提出做学问的八重境界:

第一层境界,形成主见。

用心思考一个问题,便会对这个问题有主见,形成自己的判断。我们的主见也许很浅薄,但即使浅薄,也终究是你自己的意见。

第二层境界,发现不能解释的事情。

有主见,才有你自己;有自己,才有旁人,才会发觉前后左右都是与我意见不同的人。这时候,你感觉到种种冲突,种种矛盾,种种没有道理,又种种都是道理。面对各种问题,你自己说不出道理,不甘心随便跟着人家说,也不敢轻易自信,这时你就走上求学问的正确道路了。

第三层境界,融会贯通。

通过学习不断思考,当你看到与自己想法相同的,感到亲切;看到与自己想法不同的,感到隔膜。有不同,就要求解决;有隔膜,就非要了解不可。于是,古人今人所曾用过的心思,慢慢融会到你自己。

你最初的一点主见,成为以后大学问的萌芽。从这点萌芽,你才可以吸收养料,才可以向上生枝发叶,向下入土生根。待得上边枝叶扶疏,下边根深蒂固,学问便成了。

第四层境界,知不足。

用心之后,就知道要虚心。自己当初一点见解之浮浅,不足以解决问题。学问的进步,不单是见解有进步,还表现在心思头脑锻炼得精密,心气态度锻炼得谦虚。

第五层境界，以简御繁。

通过学习，不断积累，零碎的知识，片面的见解统一起来，形成整个组织，就能以简御繁，才可以学问多而不觉得多。

第六层境界，运用自如。

每个人在自己的专业方面不断积累学问，就会运用得游刃有余，也会和他人沟通顺畅。

第七层境界，一览众山小。

学问里面的甘苦都尝过了，再看旁人的见解主张，其中得失长短都能够看出来。在和别人沟通的时候就能够体谅别人。

第八层境界，通透。

一个人的学问达到一定境界之后，自然会通彻、明白，和别人沟通交流时会更容易读懂对方的心理和想法，自然更容易达到相互理解的目的。

因此，每个人要多读书多思考，不断提高自己学习的境界，力争达到学问丰富，通彻透达。

内涵的第二个特质表现在品德良好，要修养心性，多体贴他人的心情处境，推己及人。

尤其是医务人员品德高尚，换位思考，是成为一名优秀医务人员的重要因素。

我认为，作为一名优秀的医务人员，医术固然重要，但能够设身处地为患者着想，更是让患者信任的关键。

北京积水潭医院著名的手外科教授韦加宁，深受患者爱戴。韦教授一生一直兢兢业业为患者诊疗，从患者角度出发考虑问题，直到自己得了癌症，还不忘在病榻上完成自己人生的最后一部巨著《韦加宁手外科手术图谱》。他把患者当亲人，把医术当艺术，视工作为生命，他就是一种精神。

每次手术，他都根据患者的实际情况设计最佳治疗方案，能够一次手术完成手部功能重建的手术，绝不让患者经受第二次手术的痛苦；能够不住院治疗的患者尽量在门诊治疗、解决，尽可能为患者节省开支，减轻患者负担。对于有经济困难的患者，他不但为他们治病，还主动拿出自己的钱，帮助安排食宿、购买生活用品，帮助购买回程的车票。他常年坚持对患者认真负责的早查房和晚查房制度。每当有急诊患者，他总是随叫随到，即使在休息日，他都会放下手中的一切，赶到手术室积极抢救。他经常教育身边的年轻医生："治病救人就是我们医生的天职，只要是患者有事，诊断治疗有困难的事，不管什么时间，即使是深夜，也一定要叫我，千万不要有顾虑。"他是这样说的，也是这样做的，从来没有推诿搪塞过患者，也从来没有让患者失望过。

韦教授有一个特别好的工作习惯，他为每一位患者手术之前，都会将患者及家属请到医生办公室详细解释病情，并为患者画一幅精美的手外科图谱，他会耐心向患者解释手术步骤，哪个地方是肌腱，哪个地方是神经，手术切口有多大，要不要放内固定材料，大概会花费多少钱，手术最好能恢复到什么状况，最不好会有什么损害后果，然后他会把亲手绘制的手外科图谱一式两份，一份给患者了解病情，一份贴在病历里作为医教研的资料。

他一直兢兢业业为患者着想，直到当他得知自己被确诊为癌症晚期，属于自己的时间不多后，心中惦记着的仍是患者和工作。

他在病榻上完成了自己人生的最后一部巨著《韦加宁手外科手术图谱》，在书中韦教授写道：

我想画一本《手外科手术图谱》已经很久了，因为手术图谱比单纯文字描述更直观、更清晰，便于初学者一步步掌握手术过程，也便于专业医生进一步提高，掌握难度更高的复杂手术。从20世纪80年代初期我已经开夜车画了不少。那时我的儿子还不到10岁，他用幼稚的笔迹给我立下了"军令状"，要求我必须在两年内完成，但人在中年的我却尚无暇坐下来著书立说。如今我的儿子已经成长为一名骨科大夫，而我也对以往已经画好的部分感到不够满意，立意退休后重新开始。

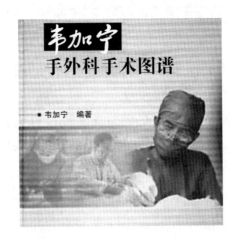

未曾想到,癌症突然向我袭来,并已到了晚期。我必须和时间赛跑,假如我还能坐起来,假如我的手还不抖,我必须把它完成,献给我深爱的事业,献给一直支持爱护我的家人,也献给我的学生,并通过他们献给那些需要我们帮助的患者。

韦教授在自己的岗位上默默奉献,用自己的实际行动诠释着作为医学大家的医术和品德。仅仅医术高明只能是一位医学专家,而德艺双馨才是医学大家的情怀。

内涵的第三个特质则表现在要有品位。我个人理解,品即品尝,位是味道,品位即是品尝味道的意思。品亦指人品、品质、品德,位是趣味、体味、回味,所以品位是指一个人的品质、趣味、情操、修养。品位是一个人从内到外的内在的人格魅力,与年龄、地位、名利无关,但一个人的品位可以通过举手投足、点点滴滴表现出来。

提高自身品位最主要的是提高自身的修养,修养包括品格的修养和文化艺术的修养。品格的修养,是一个人最根本的修养,它能从内在提高一个人的品位。如果一个人的品格高尚、正直、正义、宽容、有爱心、有责任感、进取、勤奋、豁达等,那么这个人所表现出来的品位自然充满正能量。在注重品格修养的同时还要注重文学艺术修养的提高。我们在文学方面有一定的修养,谈起话来就有内涵,语句就会文明优雅;在美术方面有一定研究,就会懂得色彩搭配,提高审美情趣;我们经常会夸奖一个人有气质,这种气质不是说出来的,而是自己长久的品格修养与文化修养的结合,是持之以恒的结果。在医疗实践中我们不难发现,一位有修养、有品位、有气质的医务人员对患者发自内心的照护就会形成良好的医患氛围,医患沟通自然也会顺畅。

医务人员职业精神的内涵充分诠释了沟通魅力内涵的三个特质,医务人员要有丰富的专业知识和临床经验,要不断学习才能攻克一个又一个医学难关,而更重要的是要有良好的品德和修养,医务人员职业精神内涵是医学科学精神与医学人文精神的有效结合。

医务人员的职业精神内涵通过以下三个方面表现出来。

1.忠诚的职业信念 钟南山院士曾经说过:"选择医学可能是偶然,但你一旦选择了,就必须用一生的忠诚和热情去对待它!"确实,医生一旦选择了医生这一职业,就选择了奉献,就意味着要有为人类的生命安全和健康献身的精神。无论是救灾、抢险还是控制传染病,只要有需要救治的病患就一定能看到医务人员义无反顾的身影。

最难忘的 2003 年非典时的情景,口罩、板蓝根和令人恐怖的隔离,我们有多少医务人员默默离开家人、孩子和温暖的家,踏入那个没有硝烟的战场积极去救治每一位病患。心里也许会有恐惧、会有牵挂,但为了不辜负医生、护士这充满神圣感的称号,我们没有回头,正是这份忠诚的职业信念支撑着医务人员勇往直前。

2.真诚的职业态度 医务人员的医学专业知识固然重要,但医学人文素养则是医患沟通的金钥匙。医务人员的个人修养、人文素质会在临床实践中不断体现。素质是每个人内涵的体现,是已经渗透到生活中的一种习惯。医务人员的人文素质就体现在对患者的真诚、关爱和尊重上。这种真诚是由内而发的自觉,不需要任何外力的推动,这种关爱和尊重能让对方深切感受到,并且产生强烈的共鸣。

在医学界有不计其数的令人感动的瞬间,医务人员默默用自己的真诚无微不至地关怀着每一位患者,用实际行动诠释着医学职业精神的内涵。

2016 年 3 月 15 日下午 5:25,在同济医院光谷院区麻醉苏醒室,一位 3 岁宝宝扁桃体手术苏醒后哭闹不止，血氧饱和度低，肺通气欠佳，情况危险，麻醉医生梅伟将其抱起，像父亲一样抱着他哄了半个小时。

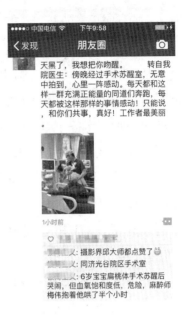

3. 守信的职业作风　信用是长时间积累的信任和诚信度。医患之间的信任危机是导致医患关系紧张最主要的因素，因此医患之间建立信任的合作关系就更显得弥足珍贵。医务人员的守信是对于患者的责任和承诺，是建立在严密的规章制度和严格的医疗规程上。

医务人员在和患者交流的过程中，要充分了解患者的期望值，并对治疗风险和治疗结果有充分的沟通和告知，尤其记住不要向患方承诺做不到的事情，有时看似无关紧要的一句话也许就会造成信任危机。

一位患者因腰椎间盘突出、行走困难到医院就诊，接诊医生认真对患者进行了体检并开具各种检查，综合分析患者情况，建议患者手术。患者入院后，由于心里恐慌，术前反复询问医生手术风险到底有多大，这时医生脱口而出："吃馒头还有被噎死的呢？您怕被噎死还不吃馒头啦？"一句话让患者勃然大怒，纵然这位医生手术水平很高，但患者强烈要求更换手术医生。医患之间缺少了信任基础自然就会增加产生医疗纠纷的风险。

因此医务人员在和患者沟通时，表达方式要更加严谨、慎重，充分体谅患者的心情，才能获得患者的信任。当然医生最好的信用是治病救人，诊治疑难杂症，提高医疗水平，造福人类健康。

三、沟通魅力之拥有智慧

沟通，是一门艺术，它无处不在，无处不藏，无处不有，无处不生。沟通不仅需要语言的表达,更蕴藏着变化无穷的智慧。

智慧是什么? 所谓"智"是指智力、智谋,是指一个人的智商;所谓"慧"从字面上看,家事、国事、天下事全放在心上称之为慧,慧用心字底,说明慧是一种精神、一种状态,当一个人的修为达到这种状态,具有这种精神时,他就具备了慧,慧更能体现一个人的情商。智、慧兼备的人善于从事物中了解和掌握规律,能够从容处事,成功为人。因此,在沟通的过程中,智慧就是一个人正确判断、迅速灵活处理问题的能力。我们的生活与工作离不开沟通,与人沟通的目的并不是为了说服对方,而是与对方达成共识,达成相互理解的目的,因此我们要不断修炼,提高自己沟通的智慧。

有个故事大家也许都听过:狮子和老虎之间爆发了一场激烈的冲突,到最后,两败俱伤。狮子快要断气时,对老虎说:"如果不是你非要抢我的地盘,我们也不会弄成现在这样。"老虎吃惊地说:"我从未想过要抢你的地盘,我一直以为是你要侵略我。"因为没有沟通,或者沟通不到位,没有沟通的智慧,所以最终的结果往往是两败俱伤,而拥有沟通的智慧,进行有效的沟通,则能实现共赢。

医患之间的沟通一样需要沟通的智慧,很多医患纠纷并不是医患之间有不可化解的矛盾,只是因为没能正确判断形势,没能迅速灵活处理问题,导致矛盾的产生。

北京市某医院曾经发生过一起让医学界很愤怒的伤医事件,患方确实很不讲理,更不应通过暴力解决问题,但事后分析,这本是可以避免的一起纠纷,如果在沟通中我们有点小智慧,矛盾就会迎刃而解。事情是这样的。一位老年患者在医院行动脉穿刺检查,穿刺后在医院病房留观 24 小时,在此期间,患者前臂有一处穿刺创口出现渗血,患者家属将情况反映给护士,护士检查后通知了医生,处置过程符合规定,医生也很快赶到了现场为患者进行处置。第二天院方通知患者可以办理出院手续,患者出院前继续向护士长投诉护士服务态度恶劣,当然患者的投诉确实存在与事实不符的情况,但我们接待患者时应当正确判断患者的心理与需求。患者已经准备办理出院手续,出院前的几句牢骚仅仅是内心不满的一种发泄,大可不必较真非要争个孰是孰非,子丑寅卯。此时无须多言,只需安抚患者情绪,协助其顺利出院就是最智慧的沟通方式。在很多情况下,尤其是患者情绪激动愤怒的时候,我们不要试图向患者解释事实,患者会认为"解释就是掩饰,掩饰就是存在问题"。这位护士长恰恰没能更智慧地与患者沟通,而是向患者解释为什么动脉换药不是护士的责任,导致患者恼羞成怒,矛盾升级成肢体冲突。因此,沟通并不需要巧舌如簧,能言善辩,有句话叫"识时务者为俊杰",在遇到问题时能正确判断形势,快速灵活处理问题,您就拥有了沟通的智慧。

我曾经处理过一起医疗纠纷,与大家分享共勉。

一位患者因车祸,大腿气性坏疽,行大腿截肢术。治疗过程及时准确,患者家属对治疗很满意,但是还是对医务人员有很大意见。究其不满的原因,患方向主管医生提出把截肢的大腿拿回家,医生未能同意,患方勃然大怒,跑到医患办投诉。

我和颜悦色地告诉患者家属,按照《医疗废物管理条例》,截下来的残肢,属于病理性医疗废物,应当由医疗机构按照医疗垃圾的处理程序统一进行处理。患方马上拿出法律武器进行维权。患者说:"身体权是自然人的人格权,是指自然人保持其身体组织完整并支配其肢体、器官和其他身体组织并保护自己的身体不受他人违法侵犯的权利。身体权体现在身体权人有权支配自己身体的组成部分。大腿是患者本人的,我们有权支配,凭什么切下来就由医疗机构进行支配了呢?"患方说得振振有词,任凭我们如何解释为了避免交叉感染,防止疾病传播,残肢不能交与患方,患者就是不接受,而且情绪越来越激动,坚决要把残肢拿走,不达目的决不罢休。

经过和患方推心置腹的沟通,患方亲属说出了心里话,因为尊重家乡的风俗习惯,希望把患方的残肢拿走保存,待患者百年之后与患者遗体一并火化。

听到患方说火化的时候,我灵机一动,计上心来。后来经过与患方协商,将患者的残肢在医院焚烧后交与患方保存,既可以尊重患方家乡的风俗习惯又不违反现有法律法规的规定,真正实现了共赢。

医务人员在和患方沟通时应当慢慢领悟恰当的方式、方法,拥有沟通智慧,巧妙化解难题。如何回答患者提出的难题呢?

1.大夫,为什么病越治越重?

答:药物和手术仅仅是治疗可治之症,有些病是不能治愈的;而且很多情况下,药物仅仅是延缓疾病的发展,并不能绝对阻止疾病的发展,如果不治疗,病情很可能比现在还重。我们共同努力,争取让疾病不再发展!

2.问:钱花了这么多,检查也做这么多,啥也没有查出来啊?

答:首先一个症状可以有很多个疾病的可能(可具体解释),每个检查都是有针对性的,要一个个检查;再说了,难道非要查出什么来吗?没有病多好啊。我们都希望查不出什么来,您说呢?

记得红楼梦中有一副对联"世事洞明皆学问,人情练达皆文章!"说的就是做人应有沟通的智慧。明白世事,掌握其规律,这些都是学问;恰当地处理事情,懂得道理,总结出的经验就是文章。人与人之间的关系复杂,应当熟练了解各种心理,通达各种情理,遇到问题不急不慌,泰然处之,正确判断,灵活处理,就能达到沟通的最高境界。

第3章

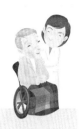

医患沟通的基础与要素

　　医患沟通是医务人员在诊疗活动中与患者及其家属、朋友、同事等组成的群体之间的信息、情感、行为等方面的交流，它是医务人员日常医疗工作的核心。每一位医生在其职业生涯中，每天都需要与患者进行沟通。医患沟通不仅可以使医生获得完整、准确和客观的患者信息，为医生做出正确的临床决策提供重要的依据，同时还可以使患者很好地配合医生实施正确的临床决策，以达到最佳的诊疗效果。那么，医患沟通建立的基础是什么呢？

　　唐代名医孙思邈在《大医精诚》中写道"凡大医治病，必当安神定志，无欲无求，先发大慈恻隐之心，誓愿普救含灵之苦。"孙思邈认为，医生须以解除患者痛苦为唯一职责，其他则"无欲无求"，对患者一视同仁"皆如至尊""华夷愚智，普同一等"，他身体力行，一心赴救，不慕名利，用毕生精力实现了自己的行医理念，是我国医德思想的创始人，被西方称之为"医学论之父"，是与希波克拉底齐名的世界三大医德名人之一。孙思邈在《大医精诚》论述了有关医德的两个问题：第一是精，亦即要求医者有精湛的医术，认为医道是"至精至微之事"，习医之人必须"博极医源，精勤不倦"。第二是诚，亦即要求医者有高尚的品德修养，以"见彼苦恼，若己有之"感同身受的心，策发"大慈恻隐之心"，进而发愿立誓"普救含灵之苦"，且不得"自逞俊快，邀射名誉""恃己所长，经略财物"。

第一节　沟通的基础与要素

　　沟通是一个双向互动的过程,是将个人整体的内在想法表现于外,让双方能够充分了解彼此,进而达成建设性共识的过程,在人际交往实践中我们发现,百分之九十九的矛盾是由误会造成,百分之九十九的误会是由沟通不畅造成,因此良好的沟通是良好人际交往的基础,而良好沟通的基础则是培养正确的沟通方式。沟通的目的是为了达到共同的目标,因此沟通的重要基础是互利共赢。

一、人际交往的六种思维模式

　　人际关系是指社会人群中因交往而构成的相互依存和相互联系的社会关系,包括朋友关系、亲友关系、雇佣关系、同事关系、师生关系等,当然也包括医患关系。一位医务人员如果在生活中有良好的人际关系,那一般情况下医患沟通也会很顺畅,医患关系也会处理得很好。因此我们要了解一下人际交往常见的 6 种思维模式,并选择最正确的思维模式进行沟通。

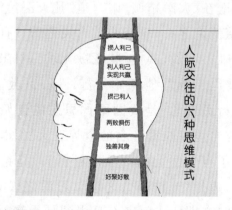

(一)人际交往思维方式之一:损人利己

　　很多人在与他人交往和沟通过程中经常会不由自主地进行比和争,自己的赢会以他人的输为代价。

多数人从小就浸淫在"损人利己"的观念中。在家里,手足之间有高卜之分,乖孩子会获得更多的宠爱与特权。所以在孩提阶段我们就会有种错觉,爱是有条件的,要得到父母的爱,就得与兄弟姐妹竞争。学校教育也是以分数、名次定优劣,必须有成绩差的学生才能衬托出名列前茅者的光彩,至于个人的潜能究竟发挥了多少,并不重要。运动比赛也强化竞争的观念,提醒观众与选手,人生同样是一场零和游戏,必须分出胜负,而且唯有击败别人才能成就自己。

其实,人生不应该处处笼罩在竞争的气氛下。如果随时随地不忘与配偶、子女、同事、邻居一决高下,生命将多么可怕。唯有互助合作才能增进幸福感。

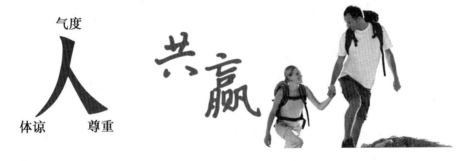

(二)人际交往思维方式之二:利人利己,实现共赢

既为自己着想又不忘他人的权益,谋求两全其美之策,这种关系自然令人满意,乐于合作。利人利己者把生活看作一个合作的舞台,而不是一个角斗场。

美国著名管理学大师的史蒂芬·柯维在他的代表作《成功人士的 7 个习惯》中就明确指出双赢思维是高效能人士的七个好习惯之一。在史蒂芬·柯维看来,双赢不是什么技巧,而是人际交往的哲学。

首先要培养自己共赢的思维品质才能在人际交往中实现共赢。有这样一个故事生动地告诉我们沟通协调、实现共赢的重要性。

有一天,一个教士问上帝:天堂和地狱的区别在哪里?上帝带教士进了个房间,里面有一口煮饭的大锅,一群人团团围着。他们每人手持一把汤勺,但汤勺的柄太长,盛起汤来送不到嘴里,十分别扭。因此,尽管锅里山珍海味颇多,他们却只能挨饿。这就是地狱,上帝说。

接着,上帝又把教士带进另一个房间。这间房子和刚才那间几乎一样,也是一大群人围一口锅就餐,每人的汤勺柄也是那么长,但他们却吃得井然有序,乐在其中。原来,他们是用长长的汤勺互相喂着吃。这就是天堂,上帝说。

于是,教士恍然大悟。这就是沟通的基础,沟通的目的并不是非要争出谁强谁弱,孰是孰非,而是通过沟通实现双方的目标,协作使社会井然有序,合作使困难迎刃而解。

(三)人际交往思维方式之三:损己利人

有些人生性消极,习惯委曲求全,这比损人利己的想法更不可取。这种人无所求,无所欲,也没有原则,只急于讨好别人,容易受他人左右。他们不敢表达自己的意见或感受,深恐得罪人,唯有借别人的接纳来肯定自我,这种习性正中损人利己者的下怀。

可是被压抑的情感并不会消失,累积到一定程度后,反而会以更丑恶的方式爆发出来,有些精神疾病就是这样造成的。

若是一味压抑,不能把愤怒情绪加以升华,自我评价将日趋低落。到最后依然会危及人际关系,使原先委曲求全的苦心付诸流水,得不偿失。

(四)人际交往思维方式之四:两败俱伤

有一些人在和他人沟通交往过程中没有勇气表达自己的观点,同时又会无端嫉妒、猜疑、批评他人,甚至是气人有,笑人无,这都是胸襟不够宽广的表现,而且由于沟通不到位,最后造成两败俱伤的例子比比皆是。前文讲述过狮子与老虎的故事就是这样,因为二者缺乏有效沟通,同时无端猜忌对方的心理,导致两败俱伤的结果。在生活和工作中一定要避免这种争个鱼死网破,宁肯两败俱伤的思维方式,要学会沟通,争取共赢。

(五)人际交往思维方式之五:独善其身

有一种人,利己但不一定损人,"各人自扫门前雪,休管他人瓦上霜"，但凡事独善其身，有可能自己也会面临失败和风险。我们作为社会人要记得，维护别人就是维护自己，成就他人才能成就自己。

有这样一个故事：一个农场主在他的粮仓里放了老鼠夹子，老鼠发现了去告诉母鸡。母鸡看了看老鼠说："这和我有什么关系，你的事，自己小心吧"。母鸡说完走了。

老鼠又跑去告诉肥猪。肥猪淡淡地说："这是你的事，还是自己小心为好"。说完慢悠悠地走了。

老鼠又跑去告诉大黄牛。大黄牛表情冷漠地说："你见过老鼠夹子能夹死一头牛的吗？祝你好运"。说完也骄傲地走了。

后来老鼠夹子夹到了一条毒蛇。晚上女主人到粮仓里取粮食时被这条毒蛇咬了一口并住进了医院。男主人为了给女主人补身体把母鸡杀了。女主人出院后亲戚都来看望，男主人把肥猪宰了招待客人。为了给女主人看病欠了很多钱，男主人别无他法，只能把大黄牛卖给了屠宰场。

在工作和生活中，大家不能抱着事不关己、高高挂起的心态，要有担当。

(六)人际交往思维方式之六：好聚好散

人与人沟通的目的是实现共同的目标，如果无法达成双方都能接受的方案，倒不如好聚好散或取消交易，因为大家唯一的共识，就是彼此意见不同。所谓道不同不相为谋，既然观念歧异过大，与其事后失望、发生冲突，不如一开始就认清事实，取消合作。

医患沟通的目的是共同努力战胜疾病，应该齐心协力争取共赢，但大家一定记住，如果确实水平有限，对患者的疾病束手无策，千万不要做强弩之末。扁鹊几千年前就提出过"病有六不治"。

《史记·扁鹊仓公列传》曰："使圣人预知微，能使良医得蚤从事，则疾可已，身可活也。人之所病，病疾多；而医之所病，病道少。故病有六不治：骄恣不论于理，一不治也；轻身重财，二不治也；衣食不能适，三不治也；阴阳并，脏气不定，四不治也；形羸不能服药，五不治也；信巫不信医,六不治也。有此一者,则重难治也。"

大意是说:假使桓侯能预先知道没有显露的病症,能够让好的医生及早诊治,那么疾病就能治好,性命就能保住。人们患病的原因多种多样,疾病的发展转化也极为复杂,而医生认识和治疗疾病的方法和手段却远远不够。

所以针对以下六种,要慎重对待:①为人傲慢放纵、狂妄、骄横、不讲道理的人;②只重视钱财而不重视身体的人;③对服饰、饮食等过于挑剔、不能适应的人;④体内气血错乱、脏腑功能严重衰竭的人;⑤身体极度羸弱、不能服药或不能承受药力的人;⑥只相信鬼神、不信任医学的人。有任一种情形,那就很难医治。扁鹊提出的"不治"并不是不给治,不能治,而是不好治,"六不治"所描述的狂妄骄横、重财轻身、衣食不适、迷信鬼神等,就是典型的不协调、不适应,对疾病的防治和治疗都极为不利。同时,这些情况又不可能依靠医生单方面医术来解决,需要医生、患者、家属甚至整个社会的共同努力。

任何疾病的治疗都离不开患者的积极配合。医务人员应当了解沟通的基础是互利、共赢,应当主动引导患者了解自身疾病和风险,从而积极配合治疗,如果自身水平确实无法满足患者需要时还要学会好聚好散,退一步海阔天空。

二、沟通的要素

(一)沟通过程七要素

在人际沟通中,经常会由于过多因素的干扰和影响,使信息的沟通和交流不能完全被彼此接受。一般而言,沟通过程由以下七种要素组成:信息背景、发送接收者、信息、反馈、渠道、干扰和环境。

1.信息背景 是指引发沟通的理由。海因认为:一个信息的产生,常受发出信息者以往的经验、对目前环境的领会感受及对未来的预期等影响,这些就称为信息的背景因素。因此,要了解一个信息所代表的意思,必须考虑背景因素,不能只接收信息表面的意义,还必须深入注意到信息背景的意义。

2. 发送接收者　一个人发出信息、表达思想时为发送者，获得其信息的人为接收者。然后这种过程逆向进行，即接收者同时又将其获得的信息回馈（又为发出者）给对方（又为接收者）。在大多数沟通背景中，人们是发送者也是接收者。

3. 信息　是指沟通者所要传递给别人的观念、思想和情感的具体内容。思想和情感只有在表现为符号时才能得以沟通。符号是表示其他事物的某种事物。所有的沟通信息都由两种符号组成：语言符号和非语言符号。语言符号是语言中的每一个词所表示的某一个特定事物或思想。非语言符号是不用词语而进行的沟通方式，即我们前面所提到的非语言沟通。如面部表情、手势、姿势、语调和外表等。

4. 反馈　是发送—接收者之间的反应过程和结果。例如你发表一个观点，我表示赞同，这是反馈。在医院，医生向患者进行某种健康教育后，要求患者复述或模仿一遍，以便更好地判断沟通的效果，这也是反馈。

5. 渠道　也称途径、信道、媒介或通道，是指信息由一个人传递到另一个人所经过的路线，是信息传递的手段。不同的信息内容要求采取不同的渠道进行传递。在面对面的沟通中，信息传递的渠道主要是五官感觉和声音，如沟通的双方常利用视觉、味觉、嗅觉、听觉和触觉等相互听和看。在大众传媒中常利用收音机、电视机、CD 机、报纸和杂志等渠道。一些非语言信息还可以通过着装、接触和表情等渠道传递。

在人际沟通交流中，信息往往通过多种渠道传递。一般来说，沟通者使用的渠道越多，对方则越能更好、更多、更快地理解信息。

6. 干扰　也称作"噪声"，是指来自参与者自身或外部的所有妨碍理解和准确解释信息传递的障碍。

外部干扰来自于周围环境，它影响信息接收和理解。如过于嘈杂的声音，或过冷过热等不适的环境都有可能干扰传递的进行。

内部干扰指发送—接受者的思想和情感集中在沟通以外的事情上。

例如一个上学的学生因想着课间刚结束的游戏而没听课;妈妈因考虑工作问题而没有听到孩子在说什么。

7.环境　指沟通发生的地方和周围的条件。包括物理的场所和环境,如办公室、病房、礼堂、餐厅等,能对沟通产生重大影响。正式的环境适合进行正式的沟通。例如礼堂对于演讲和表演是一个好地方,但对交谈却并不理想;医生在多人病房中问及患者的隐私问题,显然不能得到良好的反馈。

(二)影响沟通的个人因素

沟通效果的好坏不仅受到上述七要素影响,与个人的心理与状态也有很大的关系,希望和对方沟通能够达到良好的效果,一定要学会用心去了解对方的真正需求,更要及时地表达自己。

了解他人与表达自己同样重要。有这样一个故事:

有3个人搭乘一条渔船渡江做生意,船至江心,忽遇暴风雨,渔船摇摆不停。在这一危急时刻,船家利用多年的水上经验,立刻指挥船上的人,他以不容反驳的口气命令一位年轻的小伙子骑在船中的横木上,以保持平衡。他又指挥其他两个人摇橹。可是水势过于凶险,而且船上装的大多是布匹和农产品,很容易吸水增加重量,为了保住船身不下沉,必须把船上多余的东西扔掉,船家想都没想就把小伙子的两袋玉米扔入江中,同时也把正在摇橹的两个人带来的布匹和农产品扔了下去,但两个摇橹的人发现船家唯独只留下了自己带来的一个沉重的箱子。

两人很生气,于是问都不问,合伙将那个沉重的木箱扔进了水里。木箱一离船,船就像纸一样飘了起来,失去控制,撞到了石头上,所有的人都被甩到了急流中。那两名摇橹的人万万没想到,被他俩扔入水中的木箱里面装的是用来稳住船的沙石,没有了稳定船用的木箱,船就会翻。本来大家可以渡过难关的,却这样被葬送江中。

通过这个故事我们可以看到,虽然错误是由两个年轻小伙子造成的,但作为经验丰富的船夫,并没有做到有效的沟通。船夫如果在将货物扔下船之前向大家解释清楚原因,并说明木箱稳住船只的作用,大家就不会产生误解。而这两个乘船的小伙子也没能了解船夫的良苦用心，如果能够问一下船夫为什么不把木箱扔下去，了解了船夫的真正用意，就不会产生误解，造成悲剧的发生。

因此良好的沟通源于彼此的信赖，在和别人沟通时学会了解对方的真正用意和需求并尽量满足，同时及时表达自己的想法与善意，避免造成误会，才会达到理想的沟通效果。

第二节　医患沟通的基础

患者首先是人，然后才是生了病的人。虽然患者到医院来求医的目的就是解决其身体上的疾患，但是其身上的疾患并不是孤立的，而是与患者的身体和精神密不可分的。医生要诊断清楚疾病，必须要通过患者陈述，医生要了解治疗的效果，也必须要通过患者来表达。可以说患者就是医生与疾病之间的媒介和桥梁。

韩非子是战国时期著名的思想家、哲学家，也是法家学派的重要代表人物，在其所著的《韩非子・喻老》一书中记载着神医扁鹊见蔡桓公的故事。故事内容大致是这样的：

扁鹊初次觐见蔡桓公，站了一会儿，说道："您有点小病在皮肤的纹理间，不医治恐怕要加重。"蔡桓公说："我没有病。"扁鹊离开后，蔡桓公说："医生喜欢给没病的人治病，把'治病'作为自己的功劳！"

过了 10 天，扁鹊又觐见，他说："您的病已到了皮肤和肌肉里，再不医治，会更加严重的。"蔡桓公不理睬，扁鹊走了，蔡桓公又很不高兴。

过了 10 天，扁鹊又觐见，他说："您的病已到了肠胃，再不医治，会更加严重的。"蔡桓公还是不理睬。扁鹊走了，蔡桓公又很不高兴。

又过了 10 天，扁鹊远远地看了蔡桓公一眼，转身就跑了。这一次，蔡桓公特意派人去问他，扁鹊说："在皮肤纹理间的病，是用热水敷的功效所能达到的；在肌肤里的病，针刺的功效就可以达到；在肠胃里的病，火剂汤的功效可以达到；在骨髓里的病，那是掌管生死的神所掌管，医药也没有办法。蔡桓公的病现在已深入到了骨髓,因为这个原因我不再请求给他治病了。"

过了 5 天,蔡桓公身体疼痛,派人去寻找扁鹊,扁鹊已逃到秦国。蔡桓公很快就死了。

韩非子以时间为序,写了扁鹊与蔡桓公的四次见面过程,又传神地再现出二人见面时不同的神态、语言和性格,突出扁鹊慧眼识病、尽职尽责、敢于直言、机智避祸,与蔡桓公的骄横自负、讳疾忌医。从这则故事中我们不难看出医患沟通的基础,即"患有疾须询医,医有术可解患。"如果患者不愿意接受医生的治疗,那么,即便是神医扁鹊,空有一身医术也无从下手。当蔡桓公发现自己生病时,此刻他已病入膏肓,神医也是回天无术,不得不出逃他处。

医患沟通,顾名思义就是医生与患者及其家属之间,对医学理解的一种不间断的信息传递与交换信息的过程,通过这一过程使得医患双方之间能够充分、有效地表达对医疗活动的理解、意愿和要求,进而达成共识,制订并实施针对疾病治疗的有效方案。医患沟通的基础首先是医患关系,而医患关系在很大程度上则是由医生的职业化水平,特别是其医德所决定的。只有当医生具备一定的职业化水平且自身有良好的医德风范,医患沟通的基础才能够得以确立,沟通才是有效并且具有意义的,否则医患之间的沟通就如同在沙堆上修建房屋一样,没有牢固的根基,随时可能坍塌。

一、什么是职业化

职业化(professionalism)一词最初来源于拉丁文的"professio",其原始意思为对社会公开地承诺。因此,职业化最本质的定义是在某个领域以特殊的技能服务于社会与公众利益的一个承诺。一般来说,一个能被称为职业的行业一定要符合以下三个标准:

1. 行业具有公之于众的崇高的使命(mission),如医学里救死扶伤的使命 这种使命理念说明了一个职业存在的理由及其追求。因此,它

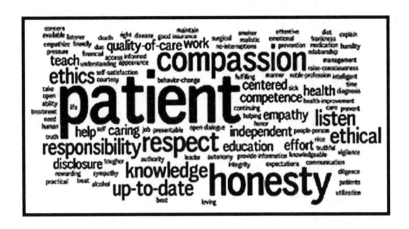

是一种职业存在的根本。另外，这种使命也是一个行业整体对社会公众的公开承诺。

2. 拥有经过长期学习和训练获得且通过严格考核标准的特殊性专业技能，如医学临床技能　拥有自己特殊的核心技能既是实现行业理念的手段，又能使自己与其他行业区别开来。

3. 该行业用系统而严格的职业道德规范来指导与约束所有从业人员的行为　一个人一旦获取了一种专业技能，用好了可以服务社会，而如果滥用，则会造成很大危害。所以，一定要有严格的道德规范来尽可能确保该职业的从业人员能适当使用其专业技能。

另外，职业化行为的从业人员一般都拥有自己的行业协会组织。该协会的主要功能是定义该职业的社会功能及与整个社会的关系，制定职业道德规范，对违反道德规范的成员执行纪律性处罚等。医生就是典型的职业化行业。对于职业化的从业人员来说，专业知识技能在其获得从业资格之时都已经通过了严格的考核。因此，他们在工作中所表现出的职业化水平，更多时候是由其职业道德水平所决定。如果一个人不能在工作上处处以其行业的道德规范来要求和约束自己，那他最多只能算是一名专业人员，而算不上一名职业化工作者。

医患关系具有不同于一般社会关系的特殊之处。首先，医生拥有关乎患者性命的专业技能，而患者又依赖于医生的帮助。所以，这决定了医生在医患关系中处于主导地位。其次,医生由于拥有高度的专业技能及职业素养,享有崇高的社会地位,而其所服务的患者则可能来自于各阶层。很多时候医生会在无意间流露出一种职业权威感,而患者则很容易产生一种恐惧与谦卑的心理。第三,患者在治疗过程中有时需要向医生暴露生理与心理上的隐私。因此,他们非常需要医生能保护自己的隐私与尊严。医患关系所体现出的种种特殊性,可以让我们看到医生职业道德的重要性。美国医学专家 Tan(2000)曾指出,医德对于医生来说就如同警徽对于警察一样重要。警察通过佩戴着警徽向社会承诺他们是与各种犯罪做斗争的战士,可以保护整个社会的安全,医生则以其良好的职业素养来向社会保证他们是捍卫健康的卫士。

二、医学职业道德

道德是关于善与恶、公正与偏私、正义与非正义、荣誉与耻辱等观念,以及与这些观念相适应的社会舆论、传统习惯和内心信念,以保证实施的行为规范的总和。与之相对,医学职业道德是社会道德在医学职业领域中的具体体现,是指医务人员所应当遵循的医疗行为规范的总和,其基本属性是医务人员在履行医疗服务中,应该遵守的行为规范、具备的道德素质及需要调整的各种医患关系、道德规范的总和。我国著名的医生吴阶平认为,医德甚至比医生的专业技能更为重要,因为医德可以在一定程度上弥补医技的缺陷,而医技不能弥补医德的不足。一般来说,医德规范由两大部分组成,以价值观表述的医德原则及类似于法律条文的具体医德规范。

早在 2000 多年以前,西方医学的祖师爷希波克拉底(Hippocrates)在其著名的希波克拉底誓言中就要求其所有弟子们保证"终身以圣洁与神圣的精神从事医疗事业"。据说他每次给人看病之前,都要重复自己的誓言:"我愿尽我力之所能与判断力之所及,无论至于何处,遇男遇女,贵人及奴婢,我之唯一目的,为病家谋幸福……"。我国唐代名医孙思邈更是提出了"大医精诚"的誓言,要求行医者首先自己要做到"无欲无求,先发大慈恻隐之心,誓愿普救含灵之苦"。对于患者则要做到"不得问其贵贱贫富,长幼妍媸,怨亲善友,华夷愚智,普同一等,皆如至亲之想,亦不得瞻前顾后,自虑吉凶,护惜身命"。可见,无论是西方的希波克拉底誓言还是我国孙思邈的"大医精诚",都强调了医生具备医德的重要性,并指出了一些基本的医德原则。

Beauchamp 和 Childress(1979)提出在日常医疗工作中应该以下面 4 点作为总的指导原则:

1. 自主选择原则 一个拥有正常决策能力的患者在掌握或获得充分信息的情况下,有权做出自己的决定。根据这一原则,患者有权得知有关自己的医疗信息并且有权拒绝接受任何治疗。这一原则实际上就是承认一个人有权依据自己的价值观与信仰来坚持自己的看法、进行决策及采取行为。

2. 无害原则 这一原则是由希波克拉底誓言中关于医生不应该做出伤害患者的部分而来。

3. 有益原则 这一原则也是从希波克拉底誓言继承过来的,意思是医生所采取的治疗措施应该有益于患者。

4. 公正性原则 这一原则有两层含义。一个含义是作为医生应该能平等对待不同生活背景的患者;另一个含义是应该公平地分配其有限的医疗资源。美国 2005 年由于流感疫苗数量有限,其医疗机构决定率先满足老人和儿童的需要。

美国儿科医师委员会(the American Board of Pediatrics,ABP)在对一些专业人员调查研究的基础上把医德所包含的价值观定义为以下几个方面:

1. 正直与诚实 正直与诚实要求我们的医生要在医疗实践中具有公正之心,讲诚信、守信用,在与患者、同事及与其他人打交道的过程中不搞歪门邪道。

2. 利他主义 奉献精神也是医学职业化的一个关键内容。当患者的利益与医生的个人利益相冲突时能以患者的利益为重。

3.负责可靠　负责可靠要求医生对工作及与之相关的人具有很强的责任心,让人感到可以依托,可以信赖。医生要以"对患者负责,对社会负责"的态度要求自己。对在医疗实践中出现的错误要勇于承担责任。

4.尊重他人　人文主义是医生职业化的核心,而尊重他人则是人文主义的精髓所在。作为医生,我们要能对患者、同事及其他人表现出尊重,保持他们的尊严,尊重他们的价值。尊重患者及其家人的基本权利,比如知情权、治疗方案的选择权等。另外尊重与保护患者的隐私权也非常重要。

5.关切与同情　作为医生,我们必须让患者及其家属感到比较亲近。注意聆听他们的心声,对他们的痛苦与担忧富于同情,并为减轻这些痛苦或忧虑做些力所能及的事情。

6.对自己及自己专业能力的局限有清醒的认识　如果对自己处理某种情况的能力没有把握,不能盲目地尝试。要意识到自己的行为对患者会造成的可能的后果。如有需要应该把患者转交给有适当专业能力的同行,或知道如何寻求帮助与指导。

7.沟通与合作能力　作为医生,我们需要与患者及其家属乃至同行进行有效的沟通与合作,以求达到最佳的治疗效果。

8.精益求精　无论在专业技术方面还是在与医疗相关的人文素养方面都要不断学习,不断提高。科技每天都在不断进步,患者与社会对我们医疗服务工作的质量要求也越来越高。只有不断地学习与提高,才能使自己不落伍。

上述诸多原则构成了医德的骨架,但要成为完整的医疗道德体系,则还需要填充很多的细节内容。而这种细节内容主要由许多医学专业协会或类似组织所制定,由用来指导与规范其成员医德的条文组成。这些具体规范不仅规定了许多具体的符合医德的行为,也列出了一些常见的违背医德的行为。另外,这些组织还设有举报制度,从而能对违反医德的个人进行惩戒,包括取消其行医资格。

以价值观定义的医德与条文性的医德之间具有互补性。首先,以价值观定义的医德是本质但也比较抽象,不同人可能在理解及解释上产生很大差异,从而导致实践操作上的困难。而条文性的医德使得这些价值观更加具体化,从而便于操作。但是,再具体的条文也无法涵盖所有可能发生的情况。在遇到条文性的医德规范无法给予清晰定义的情况时,也只能回到以价值观定义的医德原则来进行判断与抉择。

三、医德与医患沟通之间的关系

从上面对医德所包含的价值观的描述中,我们可以看到,与患者及其家属进行有效的沟通是医德的一个重要方面。另外,医德的其他方面如尊重他人、诚实正直及富有同情心等都会对医患沟通的效果产生重要的影响,也是医患之间进行有效沟通的基础。

1. 崇高的医德使得医生愿意与患者及其家属进行良好的沟通　职业化的医生从内心认同医生这一职业所具有的神圣感与使命感,能够在实践中关心患者的疾苦,愿意并尽可能地帮助患者解决问题。具有这种职业态度的医生,一般会愿意与患者及其家属进行良好的沟通。

2. 高尚的医德也使得医生容易与患者及其家属沟通　高度职业化的医生表现出的是良好的专业技能及崇高的医德。这样的医生自然比较容易获得患者的信任。这本身就为医患之间进一步的深入沟通打下了良好的基础。

3. 崇高的医德也使得医生愿意通过不断的学习来提高自身医患沟通的技能　事实上,富有高度职业精神的医生必然愿意通过各种方法来提高自己的医患沟通水平。

4. 崇高的医德使得医生在困难的情况下能够勇于与患者沟通　如同所有人一样,医生在临床治疗实践当中也会犯各种各样的错误。当发生医疗错误时,及时告知所在医疗机构及其患者是非常重要的,因为这样能够及时采取补救措施。当然这种沟通,特别是向患者及其家属表示歉意,对于犯错误的医生是一件非常困难的事情。这需要一定的勇气,很多时候还意味着将要承担的责任。但是作为一个富有职业精神的医生，必须有勇气去进行这种沟通。理由很简单，因为这是正确的事情。只有这样，才能保证公众对整个医疗界的信任不会受到伤害。

社会的进步与市场经济的发展，不可避免地给人们带来了新的价值观念，人与人之间的关系也出现了新格局，但是"以救死扶伤为己任，以高超的技术和优良的服务造福于人民"这一点，对于医务人员不但是誓言，更是行为准则。职业化精神及医德的核心可以概括为一句话：以患者的利益为重，患者的利益高于一切。端正医生对医疗工作的态度，培养良好的职业化精神与高尚的医德，不仅是医患沟通的基础，也是整个医患沟通的核心要素。医患沟通从某种意义上可以解释为：能够帮助建立医患之间相互信任，进行有助于治疗的坦率和真诚的医患之间对话。对待工作及患者的态度端正，医患沟通的问题也就迎刃而解了。

第三节　医患沟通的要素

沟通是生活中的重要组成部分，是人必须掌握的人际交流的技能。沟通的效果关系着工作的成效。在从医生涯中，医患之间的沟通是比较特殊的人际沟通。医患沟通无小事，一个医生从接触患者开始，如能进行成功有效的沟通，就为病症的治疗铺就了一条平坦的大道。因此，医生必须要学会如何与患者打交道。沟通说得简单点：就是怎样说话、如何说话的问题。然而哪些话该说或不该说，哪些话可说可不说，哪些话现在说或延后再说，哪些话应该这样说或那样说，都是有门道儿的。掌握好说话的技巧并非易事，这既反映了一个人的才智，又反映了一个人自身的修养。

语言和沟通在医疗服务工作中十分重要。有效的沟通是保证高质量医疗服务的关键，可以增加医生和患者的满意度，患者对治疗有更好的依从性，提高了随访率，降低了医疗纠纷。有研究显示，日常需要为患者解决的问题中，接近三分之二不需要药物，两个最常见的非药物性治疗方法是建议和咨询。因此,医生在接诊过程中就需要具备高效的沟通技巧。笔者认为:"心要诚、识礼节、懂技巧。"是医患沟通的三大基本要素。

一、心要诚

万事诚为本。这里的"诚"作为诚恳、坦诚、以诚相待理解。即是:以诚恳的态度,坦诚的胸怀,真诚地为患者服务。人与人的交往,总是以诚为本,坦诚相待。医患之间的交往沟通更是如此,诚心诚意是身为一名医者所必备的。诚之所至,金石为开,以诚为药,病痛也退让三分,如挟医术而谋财,无诚可言。真诚,可以说是沟通最基本的要素,视患者犹如亲人,对患者的病痛感同身受,千方百计地解除他们的疾苦,是医患沟通的大前提。

患者来看医生,是面对面的沟通,要用诚意使患者感觉到,医生所采取的措施都是一心一意为他来治疗的。医生的言行举止要让患者产生信任感、依赖感,可以以性命相托。假如医生看起来总是心高气傲,摆出一副居高临下、不可一世的样子,视己为救世主,视患者如草芥,或是意图谋取财物,或是对患者漠不关心,无动于衷,患者有话不愿说,沟通就难以进行,疗效可能就会大打折扣,甚至可能出现相反效果。

以诚为本,首先就是以真诚的态度,倾听患者的诉说,具体来讲就是六个字"细倾听,有耐心"。未言前先要正心态,要有用心专一、恭敬于事的态度。而医生的第一句话是重要的,一般而言,应该是:"你好!请坐,你哪里不舒服?"而不该是:"你来迟了!""怎么快下班了才来!"耐心倾听患者的诉说,说起来容易做起来难,很多医生都做不到这一点。有些医生在日常的医疗工作中表现得很不耐烦,其原因是多方面的:有医生的心态问题、心境问题、压力问题。心境不好,对待别人的态度自然就不好。医生的心态往往是"说了你也不懂",或是"每天都在看病,没有那么多的时间作解释",或是"每个患者都作解释,一天工作下来很累"。的确,在医学知识掌握方面,双方信息是不对等的,加上现在的事实是我们的医生每天都要看几十名患者才能完成任务,压力巨大,无心给患者作较多的解释,这都可以理解。但是身为一名医生,必须要让自己的心态沉稳下来,用最大的耐心来倾听患者的主诉,共同寻找病因,并将必要的事向患者简明扼要解释清楚。如何将高深难懂的医学问题转化为简短而易于接受的语言,这就是医生语言才能的体现。患者看病的结果,在好与坏之间,存在着许多不确定的因素,药物起效的快与慢也有一定的过程,但总有一些因素是因心而定的。学会忍耐,克服心因,付出真诚才能取得信任,诚恳地对待患者,好的结果就会出现。诚恳度、真诚度、坦诚度越高,好的结果就会越早出现。

二、识礼节

在人际交往过程中的行为规范称为礼节,中华民族从来是一个懂礼节,重人伦的民族。医生在与患者交往时,一定要注意礼节。礼者,礼貌、礼仪也;节者,处事有层次,有步骤,有度数也。如前所述,诚恳对待患者很重要,待人接物上除了有诚心之外,就是要尊重患者。真诚对待患者,必须从尊重患者开始。尊重患者就是尊重生命,敬畏生命,正视病症。医生与患者的交往,是一种比较特殊的人际交往,是问诊与求治的关系,即患者看病是"有求于我",属于弱势群体,医方是"他人所求",属于强势群体。即使如此,医生也必须要明白,医患双方在人格地位上是平等的,不存在一方高贵,一方低贱的情形,都应当互相尊重。而医生只有首先懂得主动尊重患者,才能进行有效的、顺畅的医患沟通。沟通应当从讲究礼貌开始,彬彬有礼有助于建立相互尊重、愉快合作的氛围,有助于调节医患之间的相互关系,提升医生的威望与形象,也有助于消除摩擦、化解矛盾、避免冲突。通过语言、表情、态度、举动表示相互尊重和友好,它体现了时代的文明风尚与道德水准。医生应当在医疗工作中做到举止文雅庄重,言语谦虚恭敬,态度诚恳热情,让前来就诊的患者深切感受到医生和蔼可亲,值得信赖。对于患者的疑问,医生要给予耐心细致的解答,提供充分和可靠的信息。

在临床的医疗工作中,医生与患者交往时大多数是直呼患者姓名的，当然这并非医生的问题。医生，每天都需要面对几十名在诊室外候诊的患者，直呼其名反而有助于提高接诊效率，避免出现差错，但从礼节角度上讲，属于无礼之举，是不尊重患者的表现，是需要加以改正的。待人以礼，则受人尊重，待患者以礼，则易得到患者的信任与配合。北京儿童医院张金哲院士 90 多岁的高龄依然在出诊，而每次当患者走进诊室和离开诊室时，老先生总是会站起身相迎或相送，这一习惯保持了 60 多年。他常常谈起当年上学时所使用的外科学教材《克里斯托夫外科》。该书的第一页就写着"先交朋友，后做手术"，也是老先生一生从医的信条。而当今医生的差距，绝不仅仅是一次起身的差距。身为医者，要知礼，了解掌握礼节的内容；要用礼，注意仪容仪表、言行举止、表情等。注意三个原则：一是先敬为上的原则，无论是面对什么样的患者，都要尊敬在先、礼貌待人。在言语动作上要彬彬有礼，避免出现只敬金身不敬佛，只敬钞票不敬人的不良现象；二是自控的原则，就是在交往过程中要把握自己、细致谨慎、实事求是，不夸大病情，不作非分之想；三是适度的原则，有理有节，拿捏好分寸，收放有度。

　　中华传统美德中，待人接物有良好的准则与方法。笔者认为这些好的作风与做法仍然应该发扬光大，并可应用在医生的自我约束上。这就是《论语》中提倡的"温、良、恭、俭、让"五个字，既符合以上三个原则，又简短易记。在提倡和谐的新时代中，完全可以给其增添新的内容：温，对患者态度要敦厚平和，语言和善，用好的语言和行为给患者带来好的心情，给患者送去一片如阳光般温暖的感觉。良，良知，天良，善良的、良好的，凭良心诚心诚意地做事，用最朴实的善良给患者带来心灵的抚慰，用良好的方法给患者争取良好的结果，给处于绝境的人带来生的希望，努力让生命之火加以存续。恭，庄重而不轻慢，踏实而不虚浮，忠于职守，认真细致，谦虚谨慎。恭，恭敬、敬重对方，尊重生命，争取患者最大的信任与配合。俭，俭以明德，节约医药资源。从患者的角度出发，实事求是，不开大处方，不作过度治疗，不浪费患者钱财，不暴殄天物。让，谦让，友好的、理性的、谦逊的，与患者既是医患关系，也是亲朋好友关系。

这是新时代下对传统美德赋予新的内容,给予新的诠释,完全符合当前和谐社会的需要。

三、懂技巧

医生与患者之间的人际交往,除了要真诚,知礼节以外,还需要掌握讲话的技巧。任何人都不要忽视说话的技巧,用好了,有事半功倍的效果,反之则好心办坏事。

俗语云:"好话一句三冬暖,恶语相向六月寒",医生的语言对患者的心绪的影响是巨大的,有人说:"肿瘤患者有三种死法,三分之一的人是自然死的,三分之一的人是被治死的,三分之一的人是被吓死的"。这话是否为真暂且不作仔细考究,在这里我们强调的是医生言行的重要性,言之不慎,足以吓坏一些意志比较脆弱的患者。医生的语言需要特别的小心,令人寝食难安的话不要当着患者的面说,需要保密的诊断只能对患者家属或延后再说。否则"说者无意,听者有心",假如医生的每一句话让患者听起来无论怎样都像是宣判书,那么极有可能会导致患者的精神崩溃,药石无灵,病情急转直下。

希波克拉底曾说过:"医生有三大法宝,第一是语言,第二是药物,第三是手术刀"。他强调语言是放在第一位的,是一剂灵丹妙药。由此看来在医疗工作中,如何说话是一件很重要的事。医生每天需要面对形形色色的人,这些人有可能是干部、工人、农民、知识分子、学生或者是个体工商户,每类人的身份不同、心态不同、心境不同、疾病不同,文化水平也不同,这就需要医生区别使用审慎的语言来进行沟通,打开他们的心结。而从医学知识掌握程度上来看,双方是处于一个不平等的状态,因此在沟通时,医者会不自觉地用一些"否定式""命令式"或"居高临下式",甚至"恐吓式"的说话方式。例如:"跟你说了你也不懂""我建议的药你不吃,后果自负""你知道这病有多严重吗?"或是"想不想治,想治就回去准备钱吧!""怎么拖到这个时候才来看病"等。

每个人都有自我尊严,都希望被肯定、被赞美、被认同、被附和、被重视,而不喜欢被否定、被批评、被贬低、被抵制、被轻视。然而,医生在医患沟通中,总是会不自觉地流露出"医生中心主义"和"医学知识优越感"。觉得自己每一句话都是圣旨,你必须依从我,我说的话你应该听。可是,"强势的建议,是一种攻击"。有时,即使医生说话的出发点是好的,而讲话的口气太强势,没有考虑到患者的感受,那么患者听起来就会觉得医生不像是在关心他,而是在强迫他接受医生的诊疗建议,患者心里会觉得很不舒服。因此,在沟通时,医生必须顾及患者的感受。注意说话的语调、语气。和蔼委婉的抚慰是必需的,且多用无妨。

同时,在日常医疗工作中,医生和患者沟通交流前,务必先使自己的心绪平静下来,使自己的态度平和,"先处理心情、再处理事情"讲的就是这个道理。换句话说就是,无论如何不要把坏心情带到工作中,更不能把脾气撒在患者身上,进而对患者大发脾气。有句话说得好:"生命的长度是上帝所给予的,但生命的宽度却掌握在我们自己的手中"。的确,医生虽然不能控制生命的"长度",但却可以控制生命的"宽度"。即使是不治之症,医生都可以通过更好、更适宜、更委婉的沟通交流来达到减轻患者痛苦的目的。

老话常说:"凡事皆要合时宜,不合时宜难有果",意思是讲:说话的时候要根据实际情况,把话语说得恰到好处,这里面就有一个说话合不合时宜,犯不犯禁忌的问题。有一个小故事,说有人生了一个孩子,亲友们都前来祝贺,有的说:"这个孩子将来一定能当大官",有的说:"这孩子将来会发财"……都是好听的话。唯独有一个人说了一句"这孩子将来会死的",就被主人打了一顿,赶出了家门。可是细想一下,那些说孩子会升官发财的话都不可靠,唯独"孩子会死"是句真话,可是说真话的人却被痛打了一顿,为什么? 就是因为他不看场合,不合时宜的发言,犯了禁忌。同样,这样的话语和词句在医疗工作中对患者也是不适宜讲的,"死"字是医生在患者面前最忌讳说的词语。即使是无力回天,我们也应当尽可能地避开这个话题。即便是对患者家属,也应当说得委婉一点,这应是医生必须具备的职业道德。患者之所以求医,就是为了寻找生存的希望,要求医生解除病痛和死亡的威胁,虽然死亡是一个无法避免的客观事实,但很多患者仍无法面对。因此,医生在与患者沟通时必须掌握好沟通的禁忌,对患者多说些抚慰的话语。

曾仕强先生认为:"我们不能确保每一句话都说得很妥当,但至少从第一句话开始就特别小心,以诚恳的语气来使对方放心,使对方了解我们不会采取敌对或者让对方没有面子的方式来进行沟通。"要学会控制自己的舌头。在适当的时候说出令人宽心的话,也在必要的时候及时收住不该说的话。患者虽然对自己的病情有知情权,但这并不表示什么话都可以对患者直说。例如对于肿瘤患者,医生告知患者病情最好在其病情缓解以后或者只对其家属如实告知,否则将会适得其反。但是对患者身体有害的治疗,则必须对患者或家属讲清楚,并征得其同意。

现代临床医学之父威廉·奥斯勒说:"行医,是一种以科学为基础的艺术。它是一种专业,而非一种交易;它是一种使命,而非一种行业;从本质上来讲,医学是一种使命、一种社会使命、一种人性和情感的表达。"纵而观之,医学,这个备受瞩目的词汇,从其诞生之日起就被深深地打上了"人"的烙印。医疗工作的服务对象自始至终都是人,既有患者,也有家属。因此,进行良好的医患沟通是每一名医生的必修课程。

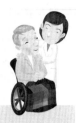

第4章

医患沟通的方式

在迈克尔·巴林特的书《医生,患者和疾病》里,首次介绍了"医生药物"的概念。意思是,患者不仅对药物本身有反应,而且对于医生这个人和医生所带来的氛围也有着反应,从而强调医患的沟通交流对彼此的意义。然而医生如何在有限的时间内有效地传达信息,并且使对方准确地接收到,就在于沟通的方式与技巧了。

第一节　语言沟通的技巧

语言沟通,顾名思义是指使用言语或文字的形式将信息发送给接收者的沟通形式,也是人与人之间最直接的沟通形式。俗话说:"良言一句三冬暖,恶语伤人六月寒",古往今来,会说话都是性价比最高的社交方式。说对话,说好话,如何结合沟通目的有技巧的说话是关键。

有一个故事叫如何"把梳子卖给和尚?"这个故事活灵活现地向我们展现了会说话的好处。

有个老板要考验下属的销售能力,因此让他们去向和尚推销梳子。和尚没有头发,根本不需要梳子啊!第一个人认为这是不可能完成的任务,冥思苦想,抓耳挠腮,甚至喝酒寻找灵感,最终还是没有想到任何办法,知难而退。第二个人到了寺庙,对和尚说,我想卖给你一把梳子,和尚说,我没用。那人就说如果卖不出去,我就会失业,你发发慈悲吧!和

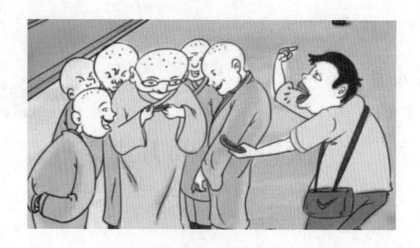

尚买了一把。第三个人来到寺庙,在庙里转了转,对和尚说,拜佛是不是要心诚?和尚说,是的。心诚是不是需要心存敬意?和尚说,要敬。那人说,你看很多香客走很远路来到这里,他们十分虔诚,但是却风尘仆仆,蓬头垢面,如何对佛敬?如果庙里买些梳子,给这些香客把头发梳整齐了,把脸洗干净了,不是对佛的尊敬?和尚觉得有道理,就买了10把。第四个人来到寺庙对和尚说,您是得道高僧,书法深有造诣,如果把您的字刻在梳子上,刻些"平安梳""积善梳"送给香客,既弘扬了佛法,又弘扬了书法,一定广受欢迎。老和尚微微一笑,买了1000把梳子。第五个人来到寺庙跟和尚说了一番话后,卖出了一万把梳子。他都说了些什么呢?他对和尚说:梳子是善男信女的必备之物,经常被女香客带在身上,如果大师能为梳子开光,成为她们的护身符,很多香客肯定愿意为自己和亲朋好友"请"上一把,以保佑平安。这样既能积善行善,又能弘扬佛法,扬我寺院之名,岂不是天大的善事?!大师双手合十,欣然同意,当即为寺院买了一万把梳子,取名"积善梳""平安梳"。前来请愿祈福的香客络绎不绝,积善梳的生意自然也十分兴隆。这就是善言的力量所在。

由此可见,语言的力量是无穷的,不仅要敢于说话,还要在适合的时间用最适合的语言,才能达到意想不到的后果。

《墨子》中有这样一段对答:子禽问道:"多说话有好处吗?"墨子答

道："苍蝇、青蛙，白天黑夜叫个不停，叫得口干舌疲，然而没有人去听它的。但你看那雄鸡，在黎明按时啼叫，天下震动，人们早早起身。多说话有什么好处呢？重要的是话要说得切合时机。"得当的话语能让你乞浆得酒，不善的言辞同样也会让你得不偿失。就有这样一个故事告诉我们不会说话，后果不堪设想。

旧时年关，主人在家设宴招待四位客人。时近中午，还有一人未到。主人自言自语："该来的怎么还不来？"听到这话，其中一位客人心想："该来的还不来，那么我是不该来的了？"于是起身告辞。主人见状很后悔自己说错了话，自语道："不该走的又走了"，另一位客人心想："不该走的走了，看来我是该走的！"也告辞而去。主人十分懊悔，妻子也埋怨他不会说话，于是辩解道："我说的不是他们"。最后一位客人一听这话，心想"不是他们那就是我喽"，随即叹了口气也走了。

口为祸福之门，懂得谨言慎行，适时说话，照顾他人感受，才是智慧之举。因此，要想达到沟通的最佳效果，一定要掌握语言沟通的原则。

一、语言沟通的原则

我们在语言沟通中需要遵守以下五大原则。

1.掌握说话的时机，成事不说、遂事不谏、既往不咎　别人已经决定的事情不要评价，别人正在做的事情不要去劝谏，已经发生的事情不要去追究。

孔子曰："待于君子有三愆：言未及之而言谓之躁；言及之而不言谓之隐；未见颜色而言谓之瞽。"

孔子所指出的三个毛病，的确也是我们一般人容易犯的错误，第一个毛病是急躁而爱出风头，没有耐心听人说话的涵养，对于一个领导者来说，这一点尤其致命；第二个毛病是阴隐，该说话的时候不说，给人以城府很深，人很阴的感觉，尤其容易失去朋友；第三个毛病是不长眼睛，说话不看人家的反应，只顾自己说得痛快，得罪了人自己还不知道，这是炮筒子一类的人，尤其不能做与人交往、接待、洽谈等方面的工作。

如何把握好说话的时机,这的确是非常重要的。

2. 不吝啬对别人的赞美　中国人总是不习惯赞美别人,把对别人的赞美埋在心底,总是通过批评别人来"帮助别人成长",其实这个想法是错误的,赞美比批评带给别人的进步要大。别人有了好做法、想法就要赞美,要夸奖,只有这样才有完美的人际关系,才有以后成功的基础。

某医院一位消化内科医生做胃镜的水平并不是科室里水平最高的,但却是患者最喜欢最信任的一位医生,很多患者都愿意等待这位医生为其进行胃镜检查,探其究竟,原来这位医生特别善于赞美患者"您真是位优秀的患者,您太勇敢,太坚强了,您和我配合得真好,再坚持一下,好,完美!"由于他不停地夸赞,让患者得到鼓励与安慰,治疗就变得更顺畅了。

所以,不要吝啬赞美! 因为你的赞美对他人是一种鼓励,一种信任,会传递友谊,传递温暖。

3. 坏事情,先说结果　先讲结果,这样就有了沟通的底线,剩下的时间就可以用来沟通怎样解决问题。

一位医生向患者告知病情,首先详细向患者家属叙述了检查的情况和治疗的过程,最后说"尽管我们做了许多,但患者的病情还是不容乐观!"患者家属听完马上陷入了悲痛和绝望。

但我们换一种沟通方式,"很遗憾,手术过程中我们发现情况并不如我们想象的那样乐观,患者的病情比预想中更加危险……"这样说,是为接下来的谈话提供一个缓冲阶段。家属逐步做好承受坏消息的心理准备。然后继续说:"您不要着急,我们现在不是完全没有办法",双方通过详细的沟通和交流,商定了最适合的治疗方法,家属马上充满希望积极配合医生治疗了。

4. 试探性的说话:放话出去　很多时候说话不是要表明什么观点,而是要表明自己的态度,或者试探别人的态度。这样的说话技巧是"放话"。有的时候要通过放话来试探对方的反应,这样做出的决策才适当,才能显示你的英明决策和英雄气概。

一位患者怒气冲冲跑到医患办投诉,气势汹汹,不容别人有半句解释。如果这时强硬打断对方,势必会让对方的怒火更加汹涌燃烧。这时不妨等他说完,试探性地问:"您能听我说几句吗?"对方如果情绪依旧激动,就不要做过多解释工作,而是让他继续倾诉发泄,如果对方已经安静,就可以循循善诱地把问题解释清楚了。

5. 对不同的人说不同的话　针对不同的对象、不同的事情、在不同的时机,说话的方式不一样,很多沟通技巧都要综合运用,比如要先听后说,要以对方为中心等。

二、医务人员语言沟通的基本方法和技巧

在医疗活动中医务人员占据绝对的主导地位,也正因如此更容易只关注自己想强调的问题,忽略方式和技巧,沟通效果往往事倍功半,有时还会引起不必要的误会,导致医患矛盾。因此,医生的语言更需要表达技巧和方法,比如应尽量使用通俗易懂的语言,避免大量使用专业术语,导致患者无法正确理解,影响沟通效果。应注意谈话对象,针对不同身份的患者,尽量使用对方更容易接受的语言交流,注意聆听患者的意见,同时多用良性语言,少用刺激性语言,少用模糊性的语言,少用让患者产生疑惑的语言等。

1. 合适的称呼是建立良好沟通的起点　称呼得体,会给患者以良好的第一印象,为以后的交往打下互相尊重、互相信任的基础。具体说来,有以下几点可供参考,比如称呼时要根据患者身份、职业、年龄等具体情况因人而异,力求确当;避免直呼其名;避免用床号取代称谓;与患者谈及其配偶或家属时,适当用敬称,以示尊重;等等。

2. 医生与患者沟通时语言表达应简洁明确,避免使用专业术语　医生与患者沟通时语言表达应尽量清楚、准确、简洁、条理清楚,避免说话随便、措辞不当、思维混乱、重点不突出及讲对方不能理解的术语等情况,要充分考虑对方的接受和理解能力,用通俗化语言表达,尽量避免使用专业术语。涉及专业词汇时,能不用就不用,即使用了也一定要给患

者讲明白,帮助患者清晰准确地了解自己的病情。比如体检中医生向患者解释胃镜检查结果:"你看,喝的药物均匀附在胃壁上,没有任何阴影,所以胃部没有查出问题。"相信患者听到这样的解释会比专业术语好理解得多。

3.掌握提问的技巧对于医生也很重要　在与患者交流时,应主要采取"开放式"的谈话方式,适时采用"封闭式"谈话,要尽量避免"审问式"提问。"开放式"提问使患者有主动、自由表达自己的可能,便于全面了解患者的思想情感。比如问诊时应尽量用"你哪不舒服呢?""还有其他症状吗?""您还有什么想法,说说看好吗?"之类的开放性语言。"封闭式"提问只允许患者回答是与否,这便于医务人员对关键的信息有较肯定的答案,有利于疾病的鉴别诊断。比如医生在对患者进行体格检查时就某一部位逐一询问疼还是不疼等。交流过程中医生可根据谈话内容酌情交替使用这两种方式。

4.诊疗过程中医生要注意有技巧地使用保护性语言,避免因语言不当对患者引起不良的心理刺激　对患者带有直接伤害性的语言或者消极暗示性语言应避免,如"你这个患者真不讲理。""你早干吗了?""这样的治疗结果已经是最好的了""你来晚了""没治了""回家吧"等。即使没有伤害性的语言,表达方法也要注意。例如交代病情时,医生与患者或者家属窃窃私语式的表达就不可取。作为患者,尤其重病患者的心理尤其敏感,这样的表达方式更容易引起患者的误会和猜疑。

5.同行相轻,肆意评价他人的诊断和治疗是医患沟通的一大禁区　由于每个医院的条件不同,医生的技术水平不同,对同一疾病认识可能有不同,因而对同一疾病的处理方法也有可能不同,更何况疾病的发展和诊断与治疗是一个复杂的动态过程,因此医生不要轻易评价他人的诊疗,否则常会导致患者的不信任,甚至引发医疗纠纷。这样的案例屡见不鲜,有的甚至因为医生的一句话导致患者对首诊医生采取了暴力手段,最终造成两败俱伤的局面。

掌握了以上基本技巧,在接下来的沟通中,适度的幽默和赞美绝对是医生的两大加分项技能。充分利用语言的幽默,能使双方很快熟悉起来。一句能使人笑逐颜开的幽默语言,无疑可以使人心情为之一振,增加患者战胜疾病的信心。当然幽默也是化解矛盾、解释疑虑的很好手段。同时,能否熟练应用赞美的艺术已经是衡量一个医务人员职业素质的标志之一了,善于发现患者的进步,用最生活化的语言去赞美患者,用赞美代替鼓励,能够帮助患者树立战胜疾病的信心,也能够促进医患之间的良性互动。

三、语言沟通的禁区

语言沟通有技巧,同样也有禁区。评价、说教、扮演或标榜自己为心理学家、讽刺挖苦、命令、仓促行事、威胁、多余的劝告、模棱两可、转移话题是语言沟通的十大禁区。

1. 评价　不讲究技巧的评价,必然会对别人做出肯定或否定的判断,这就会让对方觉得你比他优越或者高一个档次,从而造成不好的沟通结果。尤其在医患沟通中,由于信息的不对称等因素,患者本身已经处于非主导的地位,医生稍不注意就会让患者的低位感觉更强烈。

2. 说教　讲道理、责备、羞辱,以及抓住过去的事情不放,医生如果采用这几种说教的形式与患者沟通,也容易让对方产生抵触心理。

3. 扮演或标榜自己为心理学家　这种喜欢标榜、评论的人或他们的行为方式,常常使交流处于危险的境地。

4. 讽刺挖苦　就更不用说了,本身就是带有攻击性的表达方式,即使是友善的嘲弄,也会使患者产生有害的情绪,不利于医患之间的互动。

5. 命令和威胁　命令和威胁的表达方式在医患沟通中常常表现为冷暴力。

例如,一位患者去医院做B超,坐在电脑前的女医生冷冷地说:"把你的项链摘掉。"其实患者带的不是项链,就是一个小挂件,摘掉很麻烦,于是说:"我拽到一边行吗?"女医生突然把手里的鼠标一放,冷冷地说:"我等你,什么时候摘了,咱们什么时候做。"患者吓了一跳,急忙说:"对不起,我以为不摘也可以。"这就是典型的工作中的冷暴力,说话态度生硬,对待患者冷漠,不能与患者做有效沟通。

6. 劝告 不能强加于人,劝告听起来好像还不错,但是有些劝告如果是强加于人的,那么我们的劝告或许被忽略,或许被当作耳旁风。如果一定要给予别人一些劝告,那么首先要征得允许,可以说:"你不介意我提个建议吧",或者说:"你不想听听我对那个问题的看法吗?"

7. 模棱两可和仓促行事 模棱两可的结果和仓促行事的结果都一样,会导致对方感觉到我们没有重视他们或者重视不够。

8. 转移话题 这样会让别人感觉我们对他的话题不感兴趣。医患沟通之中经常表现为医生打断患者的主诉,让患者感觉自己的表达没有得到关注,导致产生抵触情绪,甚至质疑医生的诊疗和判断,产生纠纷。

当然,患者来自不同阶层,不同背景,有些甚至与医生的思维模式完全背离。作为医生,如果在所有的沟通都无效的情况下,不妨尝试下沉默,在有些情况下,沉默不语能够起到比讲话更大的作用,收到"此时无声胜有声"的效果。心照不宣时保持沉默,这是医患之间的默契。不明就里时保持沉默,是对患者的尊重。遭遇纠缠时保持沉默,有助于冷静地化解矛盾。但要注意的是,沉默并不是冷暴力,并不是消极地对待患者,学会沉默也是一种语言沟通的技巧。

第二节 非语言沟通的技巧

非语言沟通是指借助"身体语言""体态语言""动作语言"或"肢体语言"来传递信息的沟通方法,包括表情、动作、仪表等。

西方学者雅伯特·马伯蓝比(Albert Mebrabian)教授研究出决定人第一印象的 55387 定律,即在整体表现上,旁人对你的观感,只有 7% 取决于你真正谈话的内容(真才实学),38% 在于辅助表达这些话的方法,也就是口气(语音语调)、肢体动作(手势等)、表情(微笑等),等等,却有高达 55% 的比重决定于你看起来够不够分量、够不够有说服力,一言以蔽之,也就是你的外表。所以说外表正是让内在得以与外界沟通的桥梁,唯有恰如其分的外表,方能正确无误地将内心的信息传递出去。

一、重视自己的仪态仪表

首先,仪表是一个人外在的仪态和表相,如,头发、皮肤、脸色、四肢、服饰、举动等,它能够非常有效地向他人传递许多无声的信息,使他人产生不同的认识和感觉。因此,不要忽略你的形象,包括穿着、仪态等。尤其对于医生而言,着装和仪态是否得体,关乎患者对你的第一印象,甚至关乎患者对于你接下来的诊疗行为的信任程度。

其次,姿态、体姿表现出人的状态,包括静态姿势、动态姿势与双方接触的姿势。静态姿势包括坐姿和站姿。坐姿又包括半坐、微坐和满坐。微坐表示谦恭谨慎,满坐表示自信或傲气,身体向对方微前倾代表热情和倾听,身体后仰表示若无其事,双腿并拢表示谦虚,跷二郎腿与摇腿表示满不在乎、大大咧咧等。如果患者就诊时看到医生身体后仰同时跷二郎腿满坐在诊室,立刻会对医生的职业素养产生怀疑,不利于诊疗活动的有效进行。同样,不同的站姿表现出来的状态也不同,站势端正代表尊敬,站势歪斜代表心不在焉,侧转身表示嫌弃和轻蔑,以背朝人表示不屑理睬,等等。

动态姿势传递出的信息则更为直观。鼓掌表示欢迎和赞同,招手表示迎送,摆头表示否认,点头表示赞许,摇头表示无可奈何,低头表示沉思,仰头表示张望,耸肩表示无能为力,身体不停晃动代表情绪激昂,身体缺少动作代表说话平静,情绪平和等。医生与患者沟通时身体不要向前弯曲直视患者,更不要做出盛气凌人的姿态靠在椅背上,而是应该表现出礼貌接纳患者的姿态,虚心聆听,同时积极给出回应。

德鲁克说过,人无法只靠一句话来沟通,总是得靠整个人来沟通。除了仪态,表情、眼神和肢体语言也是非语言沟通的直观要素。人的表情能够传送十分复杂的信息,高兴、悲伤、鼓励、不满、忧虑、茫然、不安、惊讶、恐惧、崇拜、赞赏、爱慕、关注、调侃、麻木、愤怒、冷酷、淘气、无所谓,等等。在与患者交流的过程中,医生的一个微笑不但能够消除患者对医院的恐惧感,还能拉近彼此的距离,增加患者的信任感。

眼睛是心灵的窗户,眼神和目光投射的角度等细微差别都能够反映出一个人的心理活动,例如,直视表示平等,仰视表示崇敬、期待,俯视表示权威、支配,等等。那么与别人交流时,我们的眼睛应该注视对方什么位置呢?沟通时,双眼与嘴部之间的三角部位是停留视线的最佳位置,当然还要常常与对方的眼睛对视,对视的时间一般二、三秒,再移开一、二秒,如此循环。根据目光停留的区间,注视分为三类,分别是公务注视、社交注视和亲密注视。公务注视一般指在进行业务洽谈、商务谈判、布置任务等谈话时,注视区间的范围一般是以两眼为底线,以前额上部为顶点所连接成的三角区域。由于注视这一部位能造成严肃认真、居高临下、压住对方的效果,所以常为企图处于优势的商人、外交人员、指挥员所采用,以便帮助他们掌握谈话的主动权和控制权。社交注视是人们在普通的社交场合中采用的注视区间,也是医生在诊疗活动中适宜采取的注视方式,其范围是以两眼为上限,以下腭为顶点所连接成的倒三角区域。由于注视这一区域容易形成平等感,因此,常被公关人员在茶话会、舞会、酒会、联欢会及其他一般社交场合使用,注视谈话者这一区域,会让对方轻松自然,因此,他们能比较自由地将自己的观点、见解发表出来。亲密注视区是具有亲密关系的人在交谈时采用的注视区间,主要是对方的双眼、嘴部和胸部。恋人之间,至爱亲朋之间,注视这些区域能够激发感情、表达爱意。"频送秋波""眉目传情"都是通过这样的区间进行的。

另外,目光投射的时限不同,表达的信息也不同。长久注视是失礼行为,也可认为是挑衅行为。刚看一眼就闪开会被认为是做贼心虚,诚心不足,说谎话怕被人识破。长久不注视,是一种冷落对方、不重视对方、对对方的谈话不感兴趣的表现。医生在与患者解释病情或进行健康教育时,可以利用实物、手势、挂图作为辅助手段吸引患者的注意力,同时还要用自己的目光控制对方不走神。如开会时讲话者用点视目光来暗示到会者不要开小差,其目的是为了使对方聚精会神地接受信息。

最后,肢体语言传递出的信息更为直观,必要的手势沟通,包括手、臂和肩膀的动作,都可以独立地传递信息,也可以帮助语言传达复杂的情感。医患沟通,尤其是患者不能说话时,医生的手势可以用来帮助解释或描述病情,加深患者对疾病和诊疗活动的认识。往往医生的一个动作,可以收到很好的效果。比如交谈中轻轻拍拍患者的背部,可以缓解患者的紧张情绪。患者展示康复结果后,医生竖起大拇指表示鼓励,可以大大增加患者战胜疾病的信心。再有,虽然大部分医务人员不在工作中随意握手,但有时需要与患者或家属握手,表示问候、离开或祝愿,尤其对一些特殊疾病的患者,如与艾滋病患者握手,表示对他的尊重和平等对待等。

二、非语言沟通的三大技巧

非语言沟通传递的信息和情感往往比语言沟通更重要,我们应当掌握一些非语言沟通的小技巧,能够更好地达到沟通效果。

(一)距离产生美

每个人在和陌生人交往的过程中都要掌握"距离"的分寸。随着关系的改变调节距离,让人觉得舒服、安全,这才是交际之道。

1.亲密距离　据研究发现,空间与距离已经成为人与人亲密程度的一种标志。例如,恋人之间、夫妻之间、父母子女之间以及至爱亲朋之间的交往距离往往为亲密距离。亲密距离又分近位和远位两种。近位距离在0~15cm,这是一个亲密无间的距离空间,在这个空间里,人们可以彼此肌肤相触,能够直接感受到对方的体温和气息。恋人之间极希望处于这样的空间,在这样的空间里,双方都会感到幸福和快慰。远位距离在15~46cm。这是一个可以肩并肩、手挽手的空间,在这个空间里,人们可以谈论私情,说悄悄话,在公众场所,是不允许一般人进入这个空间的,否则就是对对方的不尊重。即使因拥挤而被迫进入这个空间,也应尽量避免身体的任何部位触及对方,更不能将目光死盯在对方的身上。

2.私人距离　这是一个更有"分寸感"的交往空间,也可分为近位距离和远位距离。私人距离中的近位距离在 46～76cm,在这一距离内,稍一伸手就可触及对方,双方可以亲切握手。近位距离在酒会的交际中比较常见,谈话双方会有一种亲切感。私人距离中的远位距离在 76～122cm,在这一距离内,双方都把手伸直,还有可能相互触及。这一距离有较大的开放性,亲密朋友、熟人可随意进入这一区域。

3.社交距离　是超越朋友、熟人关系的距离范围。这个距离体现的是一种社交性较正式的人际关系,也可分为近位距离和远位距离。近位距离在 1.22～2.13m,在工作环境中,领导对部属谈话,布置任务,听取汇报等一般保持这个距离。在一般的社交聚会上,陌生人之间,客户之间商谈事务时也采取这一距离。远位距离在 2.13～4m,这是正式社交场合、商业活动、国事活动等所采用的距离,采用这一距离主要在于体现交往的正式性和庄重性。在一些领导人、企业老板的办公室里,其办公桌的宽度在 2m 以上,设计这一宽度就在于,领导者与下属谈话时显示出距离与威严。

4.公众距离　这是人际接触中领域观念的最大距离,是一切人都可以自由进入的空间,也有近位距离和远位距离之分。近位距离在 4m 之外。这通常是小型活动的讲话人与听众之间的距离,教师讲课与学生听课之间的距离。远位距离在 8m 之外,这是大型报告会、听证会、文艺演出时报告人、演讲者、演员与听众、观众之间应当保持的距离。大人物在演讲时需要与听众保持这一距离,以便在增强权威感的同时,增强安全感。

显然,相互交往时空间距离的远近,是交往双方是否亲近、是否喜欢、是否友好的重要标志,在不同场合与不同人选择适当的距离相处也是沟通的技巧。

5.心理距离　除了空间距离,人际交往中还存在一种心理距离效应,也就是刺猬效应。"刺猬效应"来源于西方的一则寓言,指的是刺猬在天冷时彼此靠拢取暖,但保持一定距离,以免互相刺伤的现象。

法国总统戴高乐就是一个很会运用刺猬效应的人,他有一个座右铭:"保持一定的距离!"这也深刻地影响了他和顾问、智囊团人员和参谋们的关系。在他十多年任总统的岁月里,他的秘书处、办公厅和私人参谋部等顾问和智囊机构,没有什么人的工作年限能超过 2 年以上,他对新上任的办公厅主任总是这样说:"我使用你 2 年,正如人们不能以参谋部的工作作为自己的职业,你也不能以办公厅主任作为自己的职业",这就是戴高乐的规定。这一规定出于两方面原因:一是在他看来调动是正常的,而固定是不正常的。这是受部队做法的影响,因为军队是流动的,没有始终固定在一个地方的军队。二是他不想让"这些人"变成他"离不开的人",这表明戴高乐是个主要靠自己的思维和决断而生存的领袖,他不容许身边有永远离不开的人。只有调动,才能保持一定距离,而唯有保持一定的距离,才能保证顾问和参谋的思维和决断具有新鲜感和充满朝气,也就可以杜绝年长日久的顾问和参谋们利用总统和政府的名义营私舞弊。

医患关系一般说来是一种社会交往关系,因此在医疗服务过程中似乎只要把双方的距离关系保持在 1～1.2m 的社交区域就可以了。但医患关系是发生在治病的过程中,在对疾病的诊治中,医师是主导方,是强者;患者是被动方,是弱者。所以患者往往要主动地向医师靠拢,希望保持彼此间的"私人"区域的距离关系来获得医师们如同朋友般的关爱。因此,医师对待患者的这种"接近"不应有丝毫不安和厌烦,而应主动地回应。例如,在门诊接诊患者时,倾听患者主诉时真诚地"倾身"而听;在病房面对卧病在床的患者时,弯腰俯身去与患者交流;在病房巡视时不时地俯身为患者整理被褥,擦拭汗珠,用手去测试患者的冷热等。所有这些行为方式都是医师主动地把与患者的距离关系由"公事公办"的社交区引向亲切友善的"私人"区。患者在这种距离中能切实地感受到医师传递过来的关切和爱,距离完成了绵延不绝的医患沟通。

医患间以距离关系来实现的沟通,还有一种更为特殊的方面。许多时候由于检查诊断和治疗的需要,医师和患者的距离甚至超过了亲密距离,如检查眼底、手术等。这种距离照理说会引发并非亲密关系的医患双方都产生不适应和不安的心理。但是,这些发生在诊治过程中的"亲密"接触距离,在医者来说他们往往由于全神贯注于治疗和护理,因而对实际发生的"零距离"并不在意,而患者则可能不知所措。如何消除患者在这种情况下的不适和不安,不仅是医师的责任,更是医师应运用自如的沟通艺术。口腔科的医师们常常会注意到每当患者张嘴接受口腔治疗时,大多数患者会闭上眼睛,这其实就是患者为消除不安心理的自我保护。因为他一闭眼就会看不见贴近他面部的医师的脸和眼睛。看不见就等于没有,由此而心安。但这只是患者的一种较为消极的自我保护,因而不应该由医师来提倡和采用。

当医师与患者"零距离"接触时,为了消除患者的不安,医师可围绕治疗或检查进行医学谈话。这种谈话可以把患者的思维引向治疗护理的过程。当他根据说话的内容去寻找自己的感受,去理解治疗的必要,认识治疗和护理应有的过程时,对检查和治疗的专注就会忽视此时因"零距离"引发的不安或不适。

(二)学会聆听

沟通首先是听的艺术,医患沟通亦是如此。

经常有医生抱怨:7床那位患者的家属真让人受不了! 患者的病情我都向他解释了不下 10 次,但每次见面他还是问同一个问题"我们亲人的病还有得治吗?"这种情况在临床中比较常见。我们医生有时会想:"患者家属的知识水平实在太低了,我讲的东西他都听不懂。下次,让他们找一位文化水平较高的家属来。"

再仔细想想,就是文化水平再低的人,我们讲这么多遍,掰开了、揉碎了,也差不多能理解了。那么,患者家属到底想要知道什么? 他想跟医生表达什么? 是不是我们没有"听懂"他真正的意思呢? 如果我们这样回答他:"虽然我们就您爱人的病情交流了多次,您对病情也有所了解,但您还是禁不住问我这样的问题,我想您一定是非常不能接受爱人得了这个病。您是不是非常担心? 能详细跟我说说吗?"这样的回答实际上是先读到并表达出了患者家属的情绪,然后将话语权交给他,让他充分表达情感,之后再就她最关心的问题给予合理的回应。很多医生都有这样的坚持,"我不会也不该被患者的问题打倒!"所以他们一个接一个的回答患者或者家属提出的问题,心里却对他们反复提出同样的问题很是烦恼。值得注意的是,医生并不仅仅是回答问题的机器,如果只是根据字面意思回答患者的问题,医生将永远无法得到高分。只有听懂问话中的情绪,疏导并回应,才能事半功倍。

有数据统计显示,绝大多数人工作中每天有 3/4 的时间花在语言沟通上,其中有 1/2 以上的时间是用来倾听。倾听是有效沟通环节当中的一项重要的技巧,善于倾听可以使沟通更为高效。聆听时要与对方有目光接触,不要打断对方,不要急于下结论,要聚精会神地听并且积极给予反馈。现实生活中,有许多人讲话比较随意、缺少条理,也有一些人讲话的时候重点不够突出、喜欢发挥,因此,在听这些人讲话时,就需要我们在自己的脑海里对他所讲的内容进行快速的梳理,以便从中发现他讲话的重点内容,并加以关注和记忆,做出及时、必要的反应。例如门诊时医生总会碰到几个"乐于表达"的患者,说起主诉来滔滔不绝,这时如果我们随意打断,会让患者感觉很不舒服,认为医生没有完全了解病情就做出诊断,进而影响进一步的诊疗。因此遇到这种情况医生要先听,再说,从他的话中提取有用的信息,对他的表达进行引导并做出回应。

另外要学会从讲话者的表情变化中看出重点,比如讲话者的表情突然变得严肃、凝重时,要意识到他要开始讲一些重要的话了。同时,要学会从其他听众的身上看出重点,如果大家都开始做记录、都突然认真地在听,这时你就要对讲话者的话语格外关注,这时候一个走神儿就有可能错过重要的信息。一般情况下,讲话人在讲到重点内容时,都会使用较重的语气、较长时间的停顿、较慢的节奏,有些人还会多次重复,比如患者在讲述自己病患不适的时候,讲话的重点也会隐藏在讲话者的语气、停顿和节奏中。

听出弦外之音是聆听的另一境界,当有些话不好意思直接说出口的时候,人们讲话就会绕来绕去,此时,我们就需要从他的话语去感觉其中的真实意思。

最近,病房里住进一位23岁的女大学生。她患有淋巴瘤,已经多次复发。每次看到医生,她都会问:"医生,我的病什么时候才能治好?"这位女大学生已经反复看病2年多了,她不止一次地问过不同的医生这个同样的问题。现在她又问起,医生该如何回答?

首先可以断定,她心里想问的其实并不是"什么时候"这个具体的信息,因为没有人给过她答案,她自己也多次上网查找相关信息,明白自己的病情并不乐观。今天她又问这个问题,她的"话外之音"是什么呢?作为医生,该怎么回应她才好?有以下几个答案:A."这个问题很难回答。"B."这个……现在还说不好,再治疗一段时间看看吧。"C."小王,这个问题其实我们已经谈过几次了,今天你又提出来,看得出你对自己的病情有些担心。你能说说吗?"

显而易见,只有第三个回答接收到了患者问题的"话外之音"。从她的一再询问中,医生感受到她对自己的治疗有担心、很焦虑、想交流,医生给予了接纳和回应,并给她充分表达出心底那份担心、焦虑,甚至是绝望的机会,也能够让医生有机会在交流的过程中寻找合适的切入点,给予患者更多的希望。

当然,也有一些人习惯用比较委婉的方式与人沟通,这种人不论讲什么事情都不喜欢直来直去、有一说一,这也需要我们听出他们的话外之音。中国人有一段典型的对话:"咦,你今天怎么有空到我家里来了?""这不好长时间没见你了,来随便坐坐。"听到这些话的时候,你就应该知道对方90%都不是没事随便来坐坐的。就像患者说:我不是来要钱的,我只是秋菊打官司讨个说法!

如果有人讲话的时候停顿较多、语气词和感叹词较多、讲话时字斟句酌,这可能说明他没有讲出自己心里想说的话,他现在对你说的十有八九与他心里想的是不一致的。比如,"李师傅,我想向您征求一下您对我个人的意见。""嗯,这个嘛,我觉得吧,嗯,你这个人虽然来单位的时间不长,但各方面吧,还真的是表现得不错,我个人呢,对你是真没什么意见。"很显然,当听到这种评价时,你应该会意识到大家对你的表现不甚满意了吧。

有的人为了体现自己的聪慧,总是不等对方说完就急于表达自己的见解。中国的语言文化博大精深,同样的话不同的语气表达都可能有不同的意思,更何况只听了半句呢。保持耐心,完整地听完对方所讲的话,我们才有可能正确地理解对方的意思,也才能够进行正确地判断并做出正确地反应。比如,一个顾客急匆匆地来到某商场的收银处,顾客说,"小姐,刚才你算错了 50 元……";收银小姐满脸不高兴:"你刚才为什么不点清楚,银货两清,概不负责。"顾客说:"那就谢谢你多给的 50 元了!"收银小姐顿时语塞。

倾听,顾名思义,倾尽全力地听,而要给人一种"倾尽全力"的感觉,单靠耳朵是不可能完成的,因此,"倾听"是全身性的一种表现,要通过你的态度、表情、体态等告诉对方你正在认真地听他讲话,只有这样,你才会让对方产生与你谈话的愉悦感。例如,合理地变换表情,适时地插言,用合理的行为回应对方,表现出适当的体态,等等。谈话中给予对方良好的感觉,才是达到理想沟通效果的捷径。

(三)通过模型、实物、图形、文字等方式说明及表述也是非语言沟通的有效形式

完成我国第一例同体拇指移植术的手外科医生韦加宁,与患者沟通的方式就是一张张由他精心绘制的手术图谱。通过图谱患者能够更清晰地了解病情及手术过程,也更能体会到医生的良苦用心。韦教授将自己 42 年积累的临床经验,独特的手术设计,精巧的操作技术,缜密的手术过程,绘制编撰成有 1000 多幅图及 30 万字图解的精美手术图谱。介绍了手外科各种疾病,如手部开放性损伤、指端损伤、手部皮肤及软组织缺损、皮肤撕脱伤、其他常见开放伤、手部瘢痕、手部肌腱损伤、骨与关节损伤、周围神经损伤、拇指和手指再造、断肢再植术等,展现出手术中的精彩片段,这些生动的手术示意图指导后人完成一项项成功的手术。

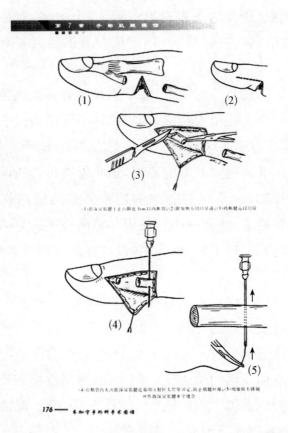

人际交往不仅依靠语言沟通,更需要掌握非语言沟通的技巧,这两种沟通方式是医疗机构医务人员在诊疗活动中与患者及家属在信息、情感交流方面沟通的桥梁和纽带,正确地运用语言沟通和非语言沟通技巧,更有利于病患的进一步诊治,也是在临床工作中医务人员需要掌握的沟通技巧。

第5章

医患沟通的原则

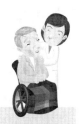

前不久,东方卫视《急诊室故事》放了一段医闹视频,被称为"首部医闹纪实剧"。

在这部纪实剧里,一位心肌梗死患者拟进行心脏支架手术,手术还未开始时,患者面色苍白,呼之不应,突发室颤,情况危急,医生果断为其实施除颤,患者心搏恢复正常。医生仍不敢怠慢,抓紧手术准备,在通过心脏血管造影观看血管时,患者再度发生室颤,医生也再次为其除颤,患者痛得哇哇叫,其家属在玻璃门外"嘭嘭"的拍门,拍门声一阵紧似一阵,但医护人员毕竟训练有素,不为所动,因为他们深知患者随时可能再次发生室颤或者心搏骤停,也不是每次除颤都是可以成功的,所以既然患者心脏已经复搏了,就抓住这宝贵的时机做手术,没空去跟患者家属解释,结果医生就在门外"嘭嘭"疯狂的拍门声中做完了手术。据当事医生介绍,原以为患者血管堵了一根,结果是三根血管堵了两根,另一根也接近堵塞了,所以患者当时的状况是非常严重的。

手术做完后,医生打开门通知可以进来两位家属,结果招来患者家属劈头盖脸的责难"你们有本事吗,你们没本事不要做这个生意。""我们在外面都听到他叫,不是说无痛的吗?"后来医生跟患者家属做了解释,手术是无痛的,但除颤不是无痛的,是救命的,如果你们冲进来干扰了医生除颤,对患者来说是致命的。听医生这么一说,家属才静下来,但出手术室时还在嘟哝"反正他们总是有道理的,我们是不懂的"。

其实医患本是同一战壕的战友,大家心情都是一样的,都是希望患者好,都是在同疾病做斗争,但当你的战友在为你作战时,请用镇定和信任去支持他们。

这段视频有人冠名为"首部医闹纪实剧",我以为没有那么严重,当然,患方后续是否有什么大动作不知晓,但就凭这一段视频也只是患方在焦急、信息不畅和缺乏信任时的冲动和过激反应,无组织、无预谋也没有导致太大的不良后果,似不应定性为医闹,但从患方情急的话中反映出对医方的严重不信任,把救死扶伤当成是做生意,在患者处于危急关头还在给实施救治的医生添堵等,这也可在一定程度上视为当今医患关系的一个真实的写照和缩影,是真正值得我们深思的。

那么从这段视频中我们能够吸取什么经验和教训呢?从经验来说就是医生观察患者很仔细,除颤果断,手术准备很积极,患者二次出现室颤时及时除颤,成功后决定继续手术,抓住了手术的最佳时机,甚至说也是为患者争取到最后的手术机会,最终手术成功,患者安返病房,如果医生在患者家属的干扰下有所迟疑,可能就不是这么一个结果了,这也反映了医护人员有极高的专业素质、心理素质和应对突发事件的能力。那么教训又是什么呢?或许在病房时对患者病情的严重性和突发意外如室颤、心搏骤停等存在告知不足,从患者家属的现场反应看患方是缺乏思想准备的,以至于情急中举止失当,出现过激反应。另外,医患间信任关系建立的似也不够,如果能够很好地告知手术方案,共同讨论最佳手术方案,主动换位思考,或许能够拉近医患距离,如果医患间信任增强了,患者家属或许不会做出疯狂拍门的不智之举,也许会明白即使冲进去除了干扰医生救命帮倒忙外什么也不能做。

所以说,医患沟通很重要,沟通是赢得医患信任的有效途径。我们所说的医患沟通是指在医疗卫生工作中,医患双方围绕疾病、诊疗、健康及相关因素,以医方为主导,通过全方位、多途径的信息交流,使医患双方形成共识并建立信任合作关系,达到有利于患者诊疗、维护患者健康、促进医学发展和社会进步等目的。医患沟通本身也是加强健康教育的一种方式,希望在沟通中能够缩小医患间医学知识差异,让患者能够了解一些医学相关知识,以便做出正确的选择。在选择治疗方案时,要把选择权还于患者,使医患能够共担风险,这种医患之间全方位的沟通方式,也是建立医患合作与信任的基础。

实际上,作为一名医务人员,我们可能每天都在和患者沟通,但沟通的效果却各不相同,所以我们应注意沟通的几个原则,如诚信原则、平等原则、换位思考原则、保密原则和共同参与原则等,如果在医患沟通中恰如其分地掌握了这几个原则,就有可能使我们的医患沟通之路更为顺畅,也更有利于我们医疗工作的开展。

第一节　诚信原则

中国有句老话:"人无信不立,业无信不兴,国无信则衰。"《论语·为政》中孔夫子也曾说:"人而无信,不知其可也。"

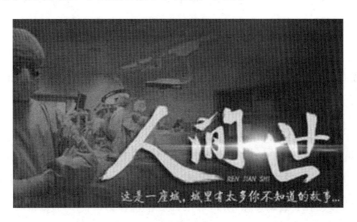

在瑞金医院拍摄的医疗纪录片《人间世》开播,一时引起广泛的反响,主办方原本担心失败的案例是否会带来一些负面影响,结果证实这种担心是不必要的,老百姓比预想的更通情达理,其实在任何行业、做任何事情,唯真诚、真相才能打动人心。

《人间世》第一集讲的是"救命",既然是救命就有可能救得活、有可能救不活,当患者病情处于可逆状态或临界点时,医务人员施以及时、正确的救治,就有可能挽救患者的生命;当患者病情处于不可逆状态或已过了临界点时,医务人员尽管也付出了许多努力,但仍可能无法挽回患者的生命。对病家来说,结果很残酷,但就人生而言,这是自然规律,医务人员也无法改变,所以我们也应坦然地告诉大家,这也是加强医患信任的一种有效方式。

我们在医院曾见过农家妇女丈夫病逝了,农妇在医院号啕大哭,这种哭是发自内心的,对这位农妇而言,可谓天塌了,顶梁柱没了,上有老下有小,将来日子怎么过? 我们完全理解病家的哀痛,但生活就是这样,生老病死,喜怒哀乐,往往并不以人的意志为转移,我们只能接受现实,生活还要继续,活着的人还要去完成逝者的未竟事业,应该相信老百姓的坚韧、理性、通达和对未来美好生活的向往。

医学是一门发展中的科学,这门科学发展到今天已有相当的进步,对提高国民寿命居功至伟,但毕竟不能解决所有的医学难题,而且国内地区与地区、医院与医院之间的医学发展水平也不平衡,缺医少药现象仍在相当范围内存在,"看病难""看病贵"现象也不同程度的存在,现在的医学发展水平和所能提供的医疗服务距老百姓的要求还存在很大的距离,所以医学本身远不"完美",医疗机构能够提供的医疗服务也不能说"完美",只能说在现有的医疗条件和实际水平下我们努力去做,尽力就可以了,抢救成功是我们的追求,但我们无法做到每一例都抢救成功。患者抢救成功家属对医务人员表示感谢,这已不稀奇;其实,抢救未成功患者家属也应对医务人员表示感谢,因为他们已经尽力了,医务人员的付出仍应该受到尊重,这才应是生活的常态。

有人担心不完美的宣传是否会给医院带来负面影响,其实我们应该相信老百姓的辨别能力,没有人愿意接受那种撕心裂肺的痛苦,但生活就是这样,是不以人的意志为转移的,医务人员能够做的就是竭尽所能的实施救治,同时在救治中把真相告诉病家,虽然病家在感情上可能一时很难接受,但最终是会接受现实的,或许个别病家有时感情上难以接受回过头来迁怒医方,但此时医方的坦荡与磊落应是最好的策略,因为唯有真诚与真相才能真正地打动人心。

《人间世》直面失败案例可能一时间会引起一些疑惑,但这才是最真实的工作状态,敢于亮出这些失败案例正是诚信的表现,对老百姓也是一种正面引导,因为你不正面告诉老百姓这些案例,老百姓也会从其他地方得知这些案例,甚至是已被扭曲的案例,所以为什么不坦坦荡荡地直面失败呢? 同时,医务人员医疗救护过程真实的展露也可让老百姓理解医务人员的艰辛、付出和无奈,这反而拉近了医患关系,且利于病家支持医方的抢救措施,即使病情未向好的方向转化也易于理解,因为医务人员也不是万能的,医务人员只要是尽力了就履行了自己的职责,对不良转归也应该勇于坦然面对。

过去我们医务人员多是默默付出,做得多而说得少,很少暴露在聚光灯下。目前,对趋于紧张的医患关系我们不能总是被动接受,而应该摘下口罩,主动与媒体、社会各界和病家沟通,展示自己救死扶伤、默默奉献的正面形象,为改善医患关系输出自己的正能量,而一部纪实的医疗纪录片或许能够起到意想不到的效果,甚至也能够成为一个改善医患关系的切入点,其深层次的影响有可能超出我们的想象,因为只有真实、真情和真爱才能得到老百姓的认可。

就医患沟通而言,诚信包括两方面的含义:一是相互信任,医方要赢得患者的信任,它决定着患者能否与医务人员很好地配合,确保诊疗工作的有序进行。患者也应充分信任医方,强化依从性,这既是对医学的尊重,也是诊疗的需要。二是相互负责,医方对患者要有高度的责任心,患者更要对自己的疾病负责,及时就医、提供真实信息,同时严格遵行医嘱。

医乃仁术,美国医生特鲁多有句名言"有时去治愈,常常去帮助,总是去安慰。"这讲明了为医的三种境界,由于医学的局限性,我们不可能去治愈所有的患者,但我们尽量去帮助、去安慰患者是可以做到的,或者说在很大程度上是可以做到的。医务人员作为专业人员理应对患者负责,为患者提供最佳治疗方案和健康指导,提供及时、便捷、方便和经济的医疗服务。当然,我们也看到一些不和谐的现象,如魏则西事件,但这只是个案,绝不是主流,也为医疗界所不齿。

在实际工作中我们也看到,绝大多数患者是能够配合医生工作的,毕竟医学是一门专业性很强的工作,有病寻求专业人士的帮助是再正常不过的事了。当然,我们也遇到过个别患者因为种种原因看病时遮遮掩掩、含含糊糊,给医生的诊断带来很大的困难,甚至会导致医生的漏诊或误诊,这也是对自己的严重不负责任。在实际工作中,我们经常会遇到产妇刚分娩就要回家,但医生不同意,家属甚至还有一点奇奇怪怪的想法,认为院方只是想多挣钱等,医方要费许多口舌去跟患方解释留院观察是为了产妇安全,没有什么别的想法,母子平安就是对我们医务人员最大的奖赏和安慰,这也是医务人员的职责所在。所以说,诚信是相互的,医患之间的关系应该像过去战友之间的关系一样,是可以互相挡子弹的关系,也只有在医患相互高度信任的基础上,医生才敢于从事一些高难度的手术,患者也才有可能会多一分生存的机会,甚至还会在一定程度上推动医学的进步,让更多的患者可以从中获益。诚信不是零和博弈,而是共赢的关系,是经得起时间的考验和无情岁月捶打的。

第二节　平等原则

目前认为医患交往模式主要有三种:医生占主导地位的家长式、以患者为中心的消费式和平等的民主合作式。在实际操作中,平等的民主合作交往模式更利于建立良好的医患关系。良好医患关系的核心是信任。如何通过沟通取得患者及家属的信任? 就是让患者及家属感受到你的"心",而这个"心"就是真诚,就是对患者及家属内心世界的理解和尊重,就是热忱、设身处地与无微不至的关怀。如何让患者及家属感受到你的"心"? 归根结底还要依靠行动,而行动又要靠"心"来指导。

我们说医患平等,可以从两个方面来看,一是医患之间人格上平等,尊重患者人权。患者首先是社会人,其次才是需要医疗帮助的人。二是医患双方是合作伙伴关系。从医学哲学的角度分析,医患双方不是矛盾的双方,而是矛盾的共同方,矛盾的对立方是疾病。医患双方共同利益是战胜疾病。医患双方犹如战场上的一对友军,共同的敌人是疾病以及危害健康的因素,其中团结是取胜的关键。

在一次医师师资培训班上,老师讲了两个带教案例,其中一个案例是有一位 60 多岁的女性老年患者,因脚肿到社区卫生服务中心就诊,医生仔细询问了病史,老太太很配合,说自己 2006 年查出有糖尿病的,平时服格列齐特(达美康)1 粒,最近发现脚肿,自行改服 2 粒,讲着讲着,老人抽泣起来,接着断续说,两个女儿走了。医生问为何,老太太接着说大女儿肠癌,术后进行了化疗,一年后还是走了;二女儿一年前脑中风去世。年轻的全科医师没见过这种场面,一时语塞,不知该说什么。此时老师拍拍旁边同学的肩膀,示意她把纸巾递过来,然后递给老太太。老师看年轻医师交流跟不上,就主动接过话茬,问二女儿有没有孩子,老太太说有,正在上大学,讲到孙子老太太呆滞的眼睛闪出一丝希望之光,然后又问了其老伴的情况,得知他因骨折正在住院康复中。教师继续安慰老太太:"不管怎样,老伴还在。"听到这些老太太平静了许多,然后安静接受医生给予的检查处理。

事后老师点评说,作为一名医师,首先要平等待人,不能仅仅关注疾病,而应着眼于对人的全面照顾,对这位老太太,要有同理心,应给予支持性的眼神,也包括肢体语言和口头上的安慰,尤其要注意帮助找到正能量的东西给老人以鼓励,让老人感到有希望,这也正符合美国医生特鲁多的名言"有时去治愈,常常去帮助,总是去安慰。"所以医生不仅仅只是看病,还要同时体现对患者全方位的照顾。

另一个案例是有一位外国人,在大连吐血,到当地医院就诊,拟诊为咯血,做胸部 CT 检查未见明显异常,问题未解决。然后这位患者就坐飞机,到上海某著名三甲医院看急诊,当时急诊医生考虑咯血和呕血待排,但倾向于呕血,予收住院进一步检查。上级医生问了这个患者的情况,住院医师说已联系好明天做胃镜进一步检查,上级医师对此有疑问,就和住院医师一起去看看患者,上级医师问患者是否还在出血,可否吐一口看看,患者既未咳也未呕,很轻松就吐出一口鲜红色血痰,上级医生一看就判定这血不像肺里的也不像消化道里的,就让住院医师先查查口腔,结果发现在患者上腭有一小血管瘤在出血,然后请口腔科医生会诊,很快问题得以解决,患者也非常高兴。最后上级医师总结:在接诊患者时应摒弃专科思维,把患者看成是一个整体,问病史和检查要到位、细心,这样才不会遗漏任何蛛丝马迹,要以全面、系统和联系的视角来看待问题,这样才不会延误病情和漏诊、误诊。

现代医学是一门集现代生物医学、心理学和社会学之大成的医学学科,强调对人的身心、社会影响因素的全面照顾,强调以预防为先导,调动患者、家庭乃至社区的积极性来维护人的健康。医师在社会生活中扮演着帮助人的角色,特别是帮助那些在身体上、心理上产生了障碍的患者,因此,医务工作者应具备较强的人际交往能力。世界医学教育联合会《福冈宣言》也指出:"所有医学生必须学会交流和建立良好人际关系的技能,缺少同理心(共鸣)与技术不精一样,应看作是无能力的表现。"所以说沟通与交流也应是医师的必修课。

社区居民的常见病有其特点,很多是早期未分化疾病,具有很大的变异性和隐蔽性,也具有多维性和多层次性,其中健康问题多于疾病,常见病多于罕见病,所以相应的处置也有其特点:强调以问题为导向的群体健康照顾、以问题为导向的哲学思考及以问题为导向的处置,其处理原则包括健康照顾与疾病治疗并重、标本兼治、以人为本、以健康为中心的动态渐进性处置等。

作为一名医务人员,首先要树立以人为本、以健康为中心的正确理念,同时逐步建立现代医学的思维模式,对未分化疾病,要以解决问题为目标,而不是以确切的生物学诊断为目标,不能见病不见人,要从患者的生物、心理和社会因素等方面全方位考虑,而贯穿于此的是医学的人文精神和对患者发自内心的人性关怀。

有一次,在门诊有一对残疾夫妇与医生发生纠葛。这一对夫妇是聋哑人，当时排队候诊患者较多，这对夫妻问题较多，而中年妇女只能通过书面与医生交流，在交流中感到医生有不耐烦的情绪，所以产生不满，也不让医生给其他患者看病，当事医生感到很无奈，也无法处理，围观者甚多，这时护士报告了医务科。医务科工作人员到现场后，首先让医生到其他诊室为其他患者看病，疏导人群，然后与残疾夫妇单独交流，在 A4 纸上你一笔我一笔的交流，总算搞清了患者的不满和诉求，再向医生和护士了解一下情况，最终再和患者书面交流，最终患者和医生消除误会，获得谅解，问题得以妥善解决。

据了解，残疾人往往自尊心特别强，更需要人平等待之，对待残疾人我们理应比平常人给予更多的关爱和帮助，如果在处置上稍有不慎，或和普通患者一样等同视之，哪怕一个不耐烦的眼神就会引来不必要的误解，使原本简单的事情复杂化。虽然医生也有自己的委屈，但我们还是要求医务人员要给残疾人更多的人文关怀、耐心和帮助。其实，残疾人生活的艰辛远非我们健康人所能体会，对我们来说即使是非常普通的生活乐趣他们也享受不到，所以我们应该更耐心、更细致、更友善地对待他们，也希望通过我们表达的关爱使残疾人感受到生活的温馨和美好。

敬人者，人恒敬之。医务人员不能因为有自己的专业优势就体现出自己的专业傲慢，相反，应以平等之心来对待患者，让患者从内心深处感受到医务人员带来的温暖，这样反而能得到患者的理解和尊重。

第三节　换位思考原则

换位思考就是站在对方的角度去考虑问题，去想对方之所想，急对方之所急，这样往往会打开我们的思路，使我们考虑问题更全面，更有针对性。讲到换位思考，有一个词叫感同身受，就是认同患者的感受并表示理解；还有一个词叫同理心，同理心是站在当事人的角度和位置上，客观地理解当事人的内心感受，且把这种理解传达给当事人的一种沟通交流方式。同理心就是将心比心，同样时间、地点、事件，而当事人换成自己,也就是设身处地地去感受、去体谅他人。我们也可简单理解为同理心就是站在对方立场思考的一种方式,即所谓将心比心。同理心大致可分为几个层次,如医学生阶段:只见人,不见病;住院医生阶段:只见病,不见人;主治医生阶段:看见了人身上的病;正、副主任医生阶段:看见了有病的人。当然,这只是粗略的划分,也不一定精确,只是为了说明一个问题,就是医生的成长也有一个过程,从一名医学生到一名医学专家不是一蹴而就的。早在100年前,威廉·奥斯勒就曾经尖锐地指出:医学实践的弊端在于科学与人文的断裂、技术进步与人道主义的疏离。在失去人文关怀,将医学仅仅看作是一门技术时,人们的眼中就只有病没有人,这就从根本上背离了医学以人为本的初衷。

传统的医患沟通发生在医患面对面过程中,以建立关系—收集信息—商讨病情—诊断治疗—结束应诊为主要沟通流程。

曾有一位心理学家带女儿去看病,找到主治医师看病时感到医生严谨、规范、用词准确、不拖沓,所问的话都能够搜集到自己需要的医学信息,也没有任何过错,但却给患者以生冷和生硬的感觉。后来有一次,他为了节约时间,就花了50元钱挂了一个专家号,感到专家一接诊就不同,一开始就在和小女孩聊天、拉家常,在聊天中就不经意间获取了自己所需的医学信息,本来小女孩还有点紧张,可一看专家这么和蔼、友善,马上就消除了拘束,一问一答显得很热乎,家长心里也感到暖融融的。就诊后患儿家长反思,专家首先是把患者当作一个人来对待,然后说了很多与诊疗不直接相关的话,但这些看似平常的铺垫话却拉近了医患间的距离,起到了暖场的效果,最终有益于诊疗,有益于增加患者的依从性,患方也感到很温馨,所以说,大医精诚,匠心体现在细微处。

在处理医患纠纷的过程中,换位思考对解决问题也是很重要的。有时接待纠纷,我们不仅接待患者的投诉,有时也要接受单位的投诉。曾经有一单位人事部门开正规介绍信来院投诉医生不规范出具病假条。在计划经济年代,相比较而言,当时吃"大锅饭","泡"病假现象时有发生。现在改革开放30多年了,大家都很珍惜自己的工作,所以"泡"病假现象明显减少,但并没有完全杜绝。比如说有的员工因为身体原因、家庭原因、工伤甚至与单位发生矛盾等原因到医院开病假,也有个别医生出于同情或被纠缠不过或被误导或出于情面等超时限开具病假条,导致用人单位甚为恼火,上门投诉,要追究当事医生的责任。当然,相关部门除了调查并给单位回复外,在开会时也跟医师反复强调,要求大家认识到病假条不仅是休假的证明,也是法律文书,有法律效力,患者拿着病假条就可以合法休病假,并拿病假工资。现在各家单位都是一个萝卜一个坑,没有多余人员。真有病休病假,天经地义,任何人不会有异议。没有病而休病假,或小病大休,将会给用人单位带来很大的困扰,要理解用人单位的不易,严格遵守病假管理制度。只有真正理解人,思想上打通,病假开具制度就容易遵守了。经过宣教,该院杜绝了不规范出具病假条等行为。

　　患方来医院就诊有时会产生很多问题,有的是患者自己的问题,也有医院的问题,不管是谁的问题,一旦发生了,总要想办法解决。如患者突然发病被"120"急送入院,医方要想办法帮助找家人,有时需要联系派出所、居委会、单位和拨打电话,甚至把电话打到患者外地老家。有的患者因为病历或出生医学证明回外地报销或办户口等问题一时讲不清楚时,医方就主动和当地医保办、派出所或村委会电话沟通,说明事由和当地的相关政策,帮助解决问题。在解决问题时能当天解决就当天解决,患者不知如何办我们就帮着想办法,尽量减少患者的往返成本。对外地来电、来函调查出生医学证明和结扎证明等,医方也都在第一时间调查清楚并予回复。很多事情,对医方来说是小事,但换位思考一下,对患者来说可能就是大事,能否解决直接关系到他们的家庭生活,所以不能等闲视之。

　　电视剧《医者仁心》播出后,一位正在与医院发生纠纷的患者家属对拍摄地某大学附属医院医务处的负责人说:"本来我不甘心,还要同你们纠缠下去的,但看了电视剧,觉得你们也很难,我站在你们的角度就能理解了,我就签字了吧。"

很多时候,换位思考更利于双方相互了解,也更有利于问题的解决。

第四节　保密原则

《中华人民共和国侵权责任法》第七章第62条　医疗机构及其医务人员应当对患者的隐私保密。泄露患者隐私或者未经患者同意公开其病历资料,造成患者损害的,应当承担侵权责任。所以现在保护患者的隐私权已经开始上升到法律层面来了。保密内容有患者的病因(特别是涉及的隐私)、病情及预后等。保密范围包括患者本人、患者家属、相关社会人群及同行等。以前单位用工体检,做乙肝两对半检查,为了方便单位可以一把取走,但现在就不同了,相关敏感体检信息我们都是装在信封里密封,仅供本人取回,目的就是为了保护患者的隐私。

医学领域隐私的概念,指的是患者不妨碍他人与社会利益,而在个人内心与身体中存在不愿让别人知晓的秘密。这些秘密包括:患者身体存在的生理特点、生殖系统、生理缺陷和影响其社会形象、地位、从业的特殊疾病;患者既往的疾病史、生活史、婚姻史;患者的家族疾病史、生活史、情感史;患者的人际关系状况、财产及其他经济能力状况,等等。

对于涉及患者隐私的致病原因(如性病、艾滋病、吸毒等致病原因),可能会有其社会的、道德伦理的、法律的评判和态度。此时医师应努力使患者明白,自己仅关注致病的原因,而不涉及其他方面的评判。医师面对的仅仅是患者,追求的是弄清致病的原因,从而更好地治病。这样就不会在言行方面形成对患者的压力,而仅仅是医者对患者的关怀和同情。

在问诊中,当患者有意识地隐瞒病因时,医者不必强硬追问,尤其是当着很多家人或同事、朋友的面时,可以旁敲侧击,迂回询问问题,也可以婉转说明如果发现某种疾病如腹内不明出血、宫外孕等会有哪些症状和体征,会产生哪些严重损害,弄清病因对有效治疗有何意义等。给患者一个思索、权衡利弊的时间,让患者能够体会到医师的良苦用心,从而配合治疗。

由于问询涉及患者的隐私,因而医师的问诊语调应当是低声轻柔,语速徐缓。所用语气、语调使患者意识到这种谈话仅仅是医患两个人之间的絮语,完全是出于了解病情的需要,是出于对自己的关爱,同时医师也会谨守自己的医德,严守秘密,不会让外人知道,让患者感到自己的隐私已经得到了尊重,从而有敞开心扉向医师倾诉的意愿。现在医院强调一人一诊室,就是为了注意保护患者的隐私,防止患者在和医生交流时隐私外泄。

以前医院病房建设有不少大房间,一间病房可以住八个患者,患者相互间干扰大,患者导尿、备皮时医师往往就将被子拉一拉,稍微挡一挡,患者隐私保护得很不够。现在医院病房建设多以三人间为主,相互间装有隔帘,目的就是为了保护患者的隐私。即使是在抢救室,虽然是大房间,但也装有隔帘,就是在紧急情况下,也不忘保护患者的隐私,同时尽量减少对其他患者的干扰。

曾有一位十七八岁的女学生到某医院就诊,接诊的中年女医生接过病历,一边记录一边问:"有什么不舒服?"女学生看了看在场的男医生,红着脸不说话,女医生不耐烦了:"说啊,害什么臊啊,我们都是医生,有什么没见过,什么没看过呀?"女学生更是面红耳赤,跑出门去不看病了。

作为专业人员,我们可能什么都看过,但患者作为社会人并不一定什么都看过,在异性面前感到腼腆、害羞是很正常的。女学生不愿在男性医生面前介绍自己病情必然有她的苦衷,医生应该能够理解并给予关怀,可是这位医生却以"我们什么没见过"来作说辞,明显违背以"患者为中心"的原则,也没有体现一名专业人士的素养。医生可能对一些事情司空见惯,可是对于一个不是医生的女学生却不然,结果女学生离去。该例提示,在医患沟通中医务人员要主动照顾患者的隐私并加以保护,把患者当"人"看待,要把男人当男人、把女人当女人看。

现在很多医院床位都紧张,有时不得已会出现男女混住现象,也有人因为是事出有因没有太当回事,认为都是老头儿、老太太,临时混住一下也没啥,何况还有隔帘,等有床位了会调整的。当然对这个问题要一分为二,有时患者出于危重状态,又没有床位、走廊加床又没有供氧、吸引设备不方便等,有时混住也是不得已,但作为医务人员应重视患者的隐私和感受,尽量不让这种事情出现。所以我们医务人员在工作中对人又要对事、用药又要用情、见病又要见人,真正为患者提供人性化服务。

为了更好地履行保密义务,医务人员需要从观念上充分重视对患者隐私权的尊重和保护,进而精确、适度、合理地把握医疗行为的界限,有效地行使自己的权利,既保护患者的权利不受侵犯,又保证医疗活动能够正常进行。这就需要医务人员自觉养成保护患者隐私的优良习惯。医务人员在工作时,不能将患者的相关隐私或特殊病情透露给该患者治疗无关的其他人员。

患者的隐私权在医疗活动中也具有相对性或限制性。

曾经发生过这样一个案例,一位临产产妇来院诊治,需要马上实施急诊手术,即将手术时,血液检查发现她是一位艾滋病患者,相关医生及手术室立即采取了相应保护措施,孕妇顺利地生产。事后询问才知,患者先后辗转几家医院,都因为说明了自己患有艾滋病而被婉拒,她实在没办法,才隐瞒了病情。

这是一起涉及医务人员知情权与患者隐私权界定和保护的典型案例。当一名患者进入医疗机构,寻求医疗救治的时候,医院和患者之间就已经建立了医疗合同关系,实际上患者已经默认同意医护人员对其个人隐私可以合理地察知。医务人员为了准确诊断患者的病情,享有知晓患者一定的个人信息及全部病情的权利。当然,有权利也就有义务,医务人员也有义务保护患者隐私权,使其不对患者造成不利的影响。

我们强调患者的隐私权但不应过度,如过度强调患者的隐私权,则不仅不利于患者自身的治疗,也会妨碍医学发展,甚至在一定程度上有损于社会公众的利益。特别要注意防止公众知情权与患者隐私权保护之间的冲突,如曾经发生的传染性非典型肺炎、H7N9禽流感等传染性疾病。一方面,流行病学与传染病学医学干预要求对患者进行密切观察,以便采取相应预防措施,开展传染病防治、控制与研究。另一方面,患者本人也要求保护其个人隐私。当公共利益与患者隐私权之间的发生冲突,在进行利益考量时,还是应当强调患者的个人利益让位于公众利益,适当地牺牲患者一定的隐私权以保护公众知情权,这更符合公平的理念及社会公共利益。从这个角度上说,患者的隐私权是相对的。

第五节　共同参与原则

医疗不仅仅是医护人员的事,必须要患方参与,如果在诊疗过程中患方积极参与,那么医患就会形成合力,更有利于患者的治疗。我们所说医患共同参与,主要包括三层意思:一是坚持整体性认识理念,医患之间从生理、心理与社会适应状态全方位信息交流。二是及时反馈各种信息,在医方主导下,对双方所需信息进行确认。三是建立全程诊疗沟通体系,在诊疗的全过程中,采取分阶段、有目标、具体化和开诚布公的沟通。

以手术为例,医患沟通应贯穿整个问题之始终。如术前沟通,按照 2010 版《病历书写基本规范》手术同意书要有经治医师和术者的签名,即要求术前手术者要与患者有充分的沟通和交流。术后沟通包括告知患者可能出现的情况及注意事项,并叮嘱患者按期复查。术后发现问题时沟通也很重要,首先要向科主任及相关职能部门汇报,自己不要轻易对治疗做任何评判,要在尊重客观事实的基础上,经过科室讨论决定由谁来告知患方,同时还要告知患方后续治疗方案及问题的解决渠道,避免解释口径不一,从而引发次生纠纷。

术前谈话对外科医生而言是再熟悉不过的事了,正因为熟悉,有的医师把这项工作看成是例行公事,以为反正患者是要手术的,这一点患者自己也是知道的,患者不懂专业问题,有的患者可能对专业问题并不关注,专业问题交给专业人士解决即可,所以就草草按告知书囫囵吞枣般进行了告知,也不管患方理解多少,就让患者家属签字了事,有的医师甚至有时自己都忘了签字就匆匆做手术准备去了。

什么时候医师才知道术前谈话的重要？那就是手术出现意想不到的情况、副损伤或术后并发症时，这时主刀医师如在手术台上可能心里有点打鼓，往往术前谈话是下级医师谈的，下级医师有没有谈到位主刀医师常常并不十分了解，而谈到位和没谈到位同一个问题患方的反应有可能大相径庭，医学会鉴定时对责任的判定也会存在一定的差异，所以说手术是一个过程，术前术后的处理和手术本身同样重要，忽视了哪一个方面都会造成潜在的风险，尽管有些问题并没有表现出来，被掩盖了，但不代表该问题不存在。

在术前谈话时，首先应先交代患者的病情，有的患者家属是匆匆赶来，对患者的病情可能并不了解，所以医师应首先告知患者得了什么病，现在处于什么状态，是必须马上手术还是可以边治疗边观察。医师作为专业人士应告知对该病目前常用的治疗方案如手术治疗、药物治疗或理疗等，并从专业角度建议最适宜的治疗方案，如建议手术治疗，并分析其利弊；对替代治疗方案，也应做出相应的分析；医师可以提出自己的专业意见，但最终决定权应交给患方。

如果患方选择手术，手术有时有多种手术方式，如传统开腹手术或腹腔镜手术等，医师也应告知利弊让患方选择；同时医师应按告知书逐条告知风险。除常规告知风险外，医师还应根据患者的病情和自身条件告知个性的风险，可以在常规告知书上增加相应条款。有些探查性手术，术前不能明确手术方案，但应将几种拟采取的手术方案一一告知清楚，如术中发现超出自己预判的病情，拟采取新的手术方案，术中也应对家属进行再次告知并补充签字，严格履行法律手续。

为什么如此强调知情告知？因为这是法律赋予患者的合法权利，医方必须遵守，不仅要形式上遵守，更应强调知情告知的内涵。有的医师在给患者做知情告知上，如同给患者做科普教育，用患者听得懂的语言，深入浅出地介绍患者得的是什么病，为什么建议手术，建议采取哪种手术，各有何利弊，正常手术过程是哪样，有时会发生哪些问题，发现问题如何处理,患者术前术后如何配合,正常手术时间、出院时间,以及出现手术并发症如何处理等。有时为了让患方容易理解,医帅会拿出相关医学模型或图谱进行解释,有时还要绘出图形,让家属了解手术怎样做,要解决什么问题,手术后患者会怎样,对今后的生活、工作会有何影响等。如要用医用耗材接骨板,往往有好几种,医师应告知其优缺点和价格,是否属于医保范围,如属于医保可报销多少等,让患方根据自己的自身条件进行选择。

　　遇到特殊患者如高风险患者或重大手术者,有的医院规定须由科主任或副主任医师以上的医师主刀手术,术前须填写重大手术报告单报医务科。医务部门要了解当事科室术前准备情况,患者有无基础疾病,是否请会诊,麻醉风险评估,患者家属意愿等情况,必要时到纠纷办由主刀、主麻和医务部门工作人员与患方集体谈话并录音录像,并建议对在场的所有家属进行告知,充分告知风险,说明医院的情况,做了何种准备,重视的程度,以及由于患者的自身原因,风险很大,如选择我院手术,要承担相应风险。若要提出转院,只要患者条件允许,我院同意转院。如患方提出请外院专家指导或协助手术,只要不违反制度,我院视作合理要求均予同意,并积极办理会诊手术手续。

　　术前谈话不是例行公事,是医务人员必须履行的法律义务,也体现了对患方知情权的尊重,同时也希望患方充分了解风险,理解医方所做的努力和医学的局限,能与医方共担风险。很多时候,医师告知详细和清楚本身也说明自己的准备是充分的,对该手术的风险有了切实的把握,不仅给患方吃了一颗定心丸,同时也审视了一遍自己手术准备的全过程,检查有无漏洞,对确保患者手术安全起到积极的作用。

　　有人曾提出如何看待医患距离变远这个问题,认为,医患距离变远不仅是医患之间的问题,其中有深刻的社会背景,也有复杂的利益纠葛,还有大众自我意识的觉醒。曾有人提问,如果老百姓看病政府全包下来医患关系能否回到从前? 答案是不一定。因为社会发生变化了,老百姓的自我意识已经觉醒了,我们不必奢望回到过去那种单纯的医患关系,但改善医患关系、拉回渐行渐远的医患距离、使之回归正常还是可行的，其中让患者参与诊疗过程中就是改善医患关系的一个有效办法。

随着医疗理念的转变，患者已逐渐从治疗的接受者逐渐转变为治疗的参与者，因此，尊重患者权利，完善知情同意书，将医患沟通具体化显得十分重要。

医生高水平的沟通方法基于自身素养、深厚的人文和专业知识、丰富的临床经验、对社会的充分了解及较强的沟通能力等。只有采取因人而异的有效的沟通方法，才能够得到客观准确的患者信息，为正确做出临床决策提供依据。

张孝骞院士30多年前就曾说："诊断还不只是医生本身的问题，还要借助于患者的协作。'向患者学习'这句话完全不过分，因为病生在患者身上，他的感受是重要的。"

古希腊著名的医学家希波克拉底也曾说过：有两件东西可以治病，一是药物，二是语言。

医患沟通本身也是一门技能、一门艺术。为达到沟通的最佳效果，医患双方需要合力搭建平等、人道、互尊、互信、互谅的沟通平台。在此基础上，医方应根据诚信、平等、换位思考、保密和共同参与等原则，针对不同的个体与病情，合理运用语言、心理、情感、环境等多种因素，实现沟通的规范化与个性化，并在沟通中充分体现自己的人文情怀。

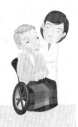

第6章

医患沟通之媒体危机应对

　　医疗行业,作为专业性强、高风险、敏感度高、不确定性强的特殊行业,不可避免地会发生许多突发事件。由于医疗行为与人们的生命健康息息相关,在信息多元化、媒介传播高速化以及社会全面开放的今天,医院纠纷突发事件的发生,必然会引起社会的高度关注。由于公众和媒体对专业性极强的医学信息掌握与了解的不足,一旦医患沟通之间出现不畅,或医院对医疗纠纷突发事件的识别不够充分、处置不够及时、应对过于迟缓,极有可能演变成媒体危机,从而引发社会公众对医院的信任危机。

【典型事件回顾】

(一)2010年深圳凤凰医院"缝肛门"事件

　　2010年7月23日,孕妇林某在深圳凤凰医院顺产一名男婴后,被丈夫陈先生发现肛门处被缝线了。助产士张某称这是免费为产妇做的痔疮手术,但陈先生怀疑这是助产士因索要红包不成伺机对产妇进行的报复行为,随后向媒体"爆料"。于是,南方都市报及众多媒体纷纷介入报道此事。

事件回顾

　　2010年7月26日,事主陈先生向深圳电视台反映,7月23日上午,产妇林某进入深圳凤凰医院待产,肛门肿成鸡蛋大小,家属发现肛门周边都是线,怀疑肛门被缝闭。

2010年7月28日,南方都市报及众多媒体介入报道。

2010年7月28日,深圳市卫生局表示,助产士张某是无权做外科手术的,如果发现助产士在行医过程中存在问题,将会依法依规对其进行严肃处理。

2010年7月29日,深圳市卫生局召开新闻发布会,通报显示没有证据能够证明助产士张某将产妇林某的肛门予以缝闭,是否缝针专家说法不一。助产士本人以人格担保未动针。

2010年7月31日,陈先生就"肛门事件"以助产士张某涉嫌故意伤害为由向罗湖公安局分局黄贝派出所报警。

2010年8月2日,深圳市卫生局宣布此前调查结果系行政调查,非医疗鉴定结果。助产士张某接受离岗检查。

2010年8月5日,产妇林某前往罗湖中医院进行法医鉴定。

2010年8月12日,罗湖公安局分局公示法医鉴定结果:正文为"我局指派/聘请具有专门知识的人员对林某进行损伤检验鉴定,鉴定意见是林某肛门周围见环状痔脱出,水肿;脱出物在9点位,可见黑丝线缝扎,肛门周围皮肤未见损伤痕"。

媒体失实报道把这一事情引入旋涡。应该说"缝肛门"事件已成为一条轰动性新闻,除了当事人误解之外,媒体选择性的报道"功不可没"。无疑媒体在此事中起着推波助澜的作用,它们在事件并未调查清楚之前,甚至根本就没有对事件展开调查核实的情况下,就采用诸如:"产妇肛门被缝""助产士索要红包"一类的标题,用以博取大众眼球。当然,媒体如此处理的原因可能有多方面,但其中一个重要原因,就是在当前医患矛盾严峻的情况下,"缝肛门"这一标志性事件题目,无疑具有轰动并吸引公众眼球的效果。换句话说,这是一条符合读者趣味的"好新闻"。

更过分的是在一次新闻发布会上,参与鉴定的专家王某,面对记者使用了"缝扎"这个字眼,这与当天助产士张某所说"肯定没有动过针"的言辞显得有些字面矛盾。"缝"还是"扎"?媒体报道再次升温,他们甚至还断言助产士肯定对产妇动过针,其本人和医院对媒体与公众撒了谎。

于是,人们就在媒体上看到了以《"缝肛门":鉴定说"缝了",医方露馅了》为题的报道。不得不说,这样的报道是无视助产士张某只是对产妇痔疮出血点进行手术处理的事实,继续误导读者,严重伤害了助产士张某以及深圳凤凰医院的声誉。

虽然,媒体还在继续追踪报道"缝肛门"事件的是与非,但当事人陈先生和他的妻子林某已渐渐回归了正常的生活。2010 年 8 月,在法医带领下,陈先生的妻子林某在罗湖区中医院做了拆线和痔疮还纳处理,陈先生称从此妻子肛门部位再也没有疼痛过,"缝肛门"事件似乎可以落下帷幕了。但很快"缝肛门"事件再起风波,事发一个月后,助产士张某以名誉侵权为由,把陈先生夫妇及两家深圳媒体告上法庭。

2011 年 1 月 21 日,罗湖法院一审判决,名誉侵权案助产士张某胜诉。陈先生夫妇被判赔偿助产士张某 3 万元。

2011 年 10 月 18 日,产妇林某状告深圳凤凰医院和助产士张某案开庭。

此事件最终的结果:三败俱伤,没有赢家。

(二)2014 年湖南湘潭产妇死亡事件

2014 年 8 月 10 日,一条关于湖南湘潭产妇死亡的消息肆虐网络,冲击着人们的神经。根据湘潭电视台公共都市频道 10 日晚最新报道,张女士当天在湘潭县妇幼保健医院做剖宫产手术后因故死亡,参与抢救的医护人员集体失踪,将尸体留在手术台上。家属认为,院方未采取有效措施抢救产妇,负有不可推卸的责任,此事被媒体报道后引发广泛的社会关注。

事件回顾

2014 年 8 月 12 日,有媒体赶赴湘潭县妇幼保健院进行采访,称获悉院长胡亮的说法是:患者因羊水栓塞发病较急而死亡,政府已经介入,详细情况不能介绍。

@新京报 **V**

【产妇死在手术台 医生护士全失踪😡】湖南一产妇在湘潭县妇幼保健院做完剖腹产手术后,被院方数次通知家属情况危急。丈夫等待至无人回应后冲入手术室。却看到妻子赤裸躺在手术台,满口鲜血,眼含泪水没了呼吸。而本应该在抢救的医生护士,却全体失踪了。(华声在线)

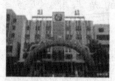

8月12日 21.29

👍(136) | 转发(1100) | 评论(794)

(报道截图)

2014 年 8 月 13 日,湘潭县卫生局公布事件情况:产妇张某于 8 月 10 日 6:10 到湘潭县妇幼保健院急诊待产。入院诊断为胎膜早破、巨大儿,予以阴道试产,因产程不顺利,相对头盆不称,胎儿宫内窘迫,11:30 在腰-硬联合麻醉下行子宫下段剖宫产术,于 12:05 剖出一名男婴。胎儿娩出后,产妇出现呕吐、呛咳,初步诊断可能为“羊水栓塞”。院方立即启动院内、县、市孕产妇抢救绿色通道。市县有关专家主持抢救,因羊水栓塞引起的多器官功能衰竭,经全力抢救无效,产妇于 21:30 死亡。患者死亡后,医院副院长与患方在手术室门口进行沟通,被围攻。23:00 时患方强行破门,冲入手术室。此时医方已经完成尸体护理,人员撤出手术室,故手术室里没有医务人员。

2014 年 9 月 11 日,湖南湘潭市“8·10”产妇死亡事件联合调查组当晚通报,经湘潭市医学会医疗事故技术鉴定工作办公室成立专家鉴定组依法依程序鉴定,湘潭县妇幼保健院“8·10”产妇死亡事件,调查结论为产妇死亡原因符合肺羊水栓塞所致的全身多器官功能衰竭,事件不构成医疗事故。同时,调查组也指出,事件中医方与患者家属信息沟通不够充分有效,引起患者家属不满和质疑。

联合调查组在认真分析“8·10”事件的应对、处置过程后认为,医方与产妇家属信息沟通不够全面。产妇抢救过程中,医方虽然多次与家属谈话,也进行了病危告知,但沟通不够充分、有效,对"羊水栓塞"病情凶险性和病程发展趋势向产妇家属解释不充分,没有让产妇家属做好足够心理准备。产妇死亡后,医方没有及时、直接告知家属产妇死亡的信息,引起产妇家属的不满和质疑。

那么,媒体在整个事情的发展过程中充当了怎样的角色呢? 对于《新京报》上发布的微博,作为记者同行的王志安先生这样评论:"那位孕妇死亡的新闻视频里竟然有家属砸手术室门的内容,这说明当时媒体记者就在现场。我要是医生和护士也早就跑了,不跑等着被打死么? 现在这种医患关系,只要死了人,甭管啥原因,打死一二个医生和护士都不奇怪吧。可在记者的报道中,这却变成了'玩失踪'!"由此看出,同样是媒体人,责任和良知大不相同。

此事件最终结果:湘潭县卫生局齐先强副局长表示,湘潭县妇幼保健医院产妇死亡一事将通过司法程序依法依规处理。

第一节　媒体对医患关系的影响

媒体是大众舆论监督的工具,也是以牟利为目的的企业,既承担着执政党社会公器的职责,也是大众获取信息与娱乐的载体。在医院与患者之间,媒体作为医患双方沟通的桥梁,承担着舆论监督的社会责任。在"媒介化事实"的大环境下,医院声誉不仅与其所作贡献相关,更与媒体报道和媒体评价相关。媒体是一把双刃剑,当医患关系出现裂痕发生医疗纠纷时,媒体客观、及时、准确地报道有助于纠纷解决,而当媒体过度集中或片面不实报道时,会使患者和社会公众普遍把医疗行为中存在的意外和难以避免的问题误认为是医院的过错或事故,从而加剧医患关系的破裂。更有甚者,个别媒体记者因缺乏职业道德,一味追求新闻关注度或有意制造社会新闻,提高收视率,采取深度采访或追踪报道的形式,使得事态进一步恶化,造成舆论失控,导致医患关系融洽度接近冰点,并将医院置于众矢之的。

据中国医师协会对114家医院调查显示,平均每家医院发生医疗纠纷66起,发生打砸医院事件5.4起,打伤医生事件5人,社会公众普遍认为医患关系已到了比较紧张的程度。2014年2月21日,广东卫视主持人王牧笛因不满护士在女友手部"连扎四针",在其微博上表态"想拿刀砍人"而遭到网友的猛烈批评;2014年4月9日,江苏丰县协和门诊部一名医生被刀刺身亡;2014年10月22日,盐城一名医生在医院内被刀刺伤后缝5针。著名主持人白岩松曾在央视《新闻1+1》节目中就一起"杀医"事件发表评论:"发生这样的事件,我们媒体人恐怕也有责任。"的确,媒体具有下列特性:

—真实性

—双面性

—迅速性

—引起好奇心和关心

—煽情

—偷窥

—关注负面和灾难

—独家

—可视性

如果媒体认真履行自身所肩负的社会责任,为社会公众创造一个公开、透明、负责的传媒环境,那么,媒体展现给社会公众的将是满满的正能量,反之则亦然。医学是一门探索性科学,虽然现代医学飞速发展,但仍有很多疾病无法治愈。由于医学的局限性,任何治疗方案都不会尽善尽美,总是有利有弊,医生只能"两害相权取其轻"。尤其是面对危重症患者,医生为抢救患者的生命必须冒险。医生敢不敢冒险,在很大程度上取决于医患之间充分的沟通。一旦医患沟通出现阻碍,则可能引发纠纷。作为第三方的媒体,如果脱离了对真相的探究,以先入为主的姿态加入主观情绪和立场,表面上袒护患者,实质上却损害了医生与医院的声誉,进而影响到医患之间针对纠纷事件的处理进程。由于医疗纠纷事件与公众自身利益息息相关,如果部分媒体在报道内容中杜撰出灾难性且过于煽动的内容,那么,这一报道将会很容易成为新闻热点,频频出现在各大媒体上,引起社会公众的共鸣。

近年来,社会舆论和媒体报道对医生职业声望产生了一定的消极影响。当患者及家属对医疗行为不满,认为医生在诊疗过程中有失误,对患者造成不良后果或导致伤残甚至死亡时,或者在诊疗过程中加重患者痛苦的情况下,极易产生医疗纠纷。医疗纠纷发生后,当大多数患者及家属与医院无法达成共识时,采取的措施便是向有关部门投诉。但投诉的主要部门不是医院上级主管部门或司法机关,而是媒体。患者自认为是"弱势群体",在不明真相的情况下,媒体人往往从新闻价值角度考虑仓促介入,将矛头集中指向医院,使得本来可以通过沟通、解释等办法化解的医疗纠纷事件,在媒体报道下成为焦点,让患者及家属在外力支持下占据上风,导致医患矛盾不断升级,医疗纠纷个案被群体化,甚至出现舆论"一边倒"的情况。媒体的片面报道使得医患关系进一步恶化,医患矛盾更加尖锐。

一、报道标题具有明显指向性

有些新闻工作者为提高点击量和阅读量,不惜断章取义、故弄玄虚、夸张媚俗地来设计标题。2011 年轰动一时的"八毛门"事件中,某新闻报道以"患者质疑,小病开刀要 10 万"为题,"小病"和"10 万"两个词语迅速绷紧读者神经,先入为主地让社会公众形成医院高额收费的直觉,进而对整个医疗行业产生极度不满。指向性标题简单、直观地表达媒体意愿,社会公众很容易按照媒体意愿进行认知和理解。

2010 年深圳凤凰医院的"缝肛门"事件,连央视记者都指出作为一个读者,看到这样一个标题,是肯定会产生误解的。随后央视《新闻调查》回访,让一度闹得沸沸扬扬的"缝肛门"事件再次成为舆论关注的焦点。央视评论员王志安在亲身采访各方后,认定"缝肛门"事件是一条假新闻,是媒体选择性报道的结果。当事人的误解制造了这一轰动性新闻。他说"这一事件基本没有受益者,只有受害者。"梳理事件的来龙去脉,综合一些权威意见,基本可以断定:"缝肛门"事件是一条假新闻。

二、过度扭曲医院和医生形象

个别媒体刻意扭曲、玷污医生"白衣天使"的形象,如某杂志刊登的漫画,医生面目狰狞,右手握砍刀,左手拧患者,刀刃砍在患者躯体上,患者把钱无奈地掏了出来。高健等通过调查发现,媒体在宣传中为吸引视听,歪曲事实真相,丑化医生形象,使医方对媒体产生了很强的逆反心理,从而造成恶性循环,双方互不信任、互相提防,形成敌对关系。

2014年湘潭产妇死亡事件,媒体参与后迅速在网上发酵并走向高潮,而事件结果和事件细节的缺失引发公众强烈的关注和各种针锋相对的争论。网络舆论和媒体报道接受医院及死者亲属的一面之词,出现很多不客观、不理性的言论,并推动整个事件往恶性方向发展,由来已久的医患矛盾在这一事件上再次被无限放大,斥责医院与医生无良、谴责死者亲属医闹行径的声音在网上针锋相对,不可开交。

三、媒体角色越位

媒体必须高度重视所肩负的社会责任,为社会公众创造一个公开、透明、负责的传媒环境。媒体对医疗行为适度开展舆论监督非常必要,但某些舆论监督报道分寸把握较好,另一些却有失偏颇,主要表现为夸大事实,丑化、妖魔化医生,关键细节失实,断章取义或者以偏概全、以点概面。例如典型事件中,2010年深圳凤凰医院"缝肛门"事件。当前,各媒体对医患关系正、负面报道比例失衡,医患关系正面报道仅占7.32%,负面报道比例高达48.29%。负面报道引起公众舆论最终导致医患之间更加不信任。

从2014年"湘潭产妇死亡"事件舆论观点来看,公众对于媒体新闻报道产生了不少质疑和谴责。不少网友认为,这事最该反思的应该是不负责任的媒体,也是加剧医患矛盾、纵容医闹的推手之一。而记者没有医学常识,为博取眼球,妄自猜测,无视职业道德夸大报道,受到不少网友的严厉批评。在"湘潭产妇死亡"事件结果尚未明晰之前,部分媒体带有倾向性、煽动性、主观性的报道,很明显是不负责任、违背职业操守的做法,如此报道对事件的恶性发酵无异于火上浇油。

媒体在传播信息、保障公平、推动社会进步方面的作用是显著的,但个别媒体为追求新闻效应单方面从情感出发,以患者是弱势群体为由,在未全面了解事件真相的情况下,主观、片面、具有明显倾向性的不真实报道,不仅对医院构成严重的负面影响,误导社会舆论,更使本该顺利解决的医疗纠纷事件变得更加复杂。不否认,当前医患缺少互信的原因很多,作为媒体,应当是医患之间中立的第三方,一名客观的记录者,一名公正的旁观者。

第二节　面对媒体的正确态度

2010 年深圳凤凰医院"缝肛门"事件,第一时间在媒体上曝光便形成巨大影响。当面对媒体的冲击,大众传播学的著名理论"沉默的螺旋"一再印证在医院身上。"沉默的螺旋"理论指出,人们会对自己身边的"意见气候"形成判断,如果自己的观点是公众中的多数派,他们会积极地说出来;反之,如果是少数派,因为害怕被群体孤立,就会保持沉默。意见一方的沉默造成另一方意见的增势,循环往复,便形成一方的声音越来越强大,另一方逐渐沉默下去的螺旋发展过程。

无独有偶,2011 年 9 月 5 日,深圳新闻网刊登文章,报道广东市民陈先生刚出生的儿子因腹胀入院,深圳市儿童医院告知孩子疑为先天性巨结肠,建议手术,手术费超过 10 万。陈先生转去广州市儿童医院就诊,开了 8 毛钱的药,孩子的症状就缓解了。此事引发网上热议,《南方都市报》《广州日报》等以"8 毛钱"和"10 万元"的强烈对比性标题对此事件进行广泛报道,网络、媒体一边倒地指责医院。在网络和媒体的双重作用下,谴责医院的优势意见迅速形成。此时,院方却没有积极澄清、公

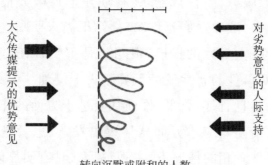

大众传媒提示的优势意见

对劣势意见的人际支持

转向沉默或附和的人数

布事件真相,少数支持者因没有事实支撑,辩解明理的声音无以为继,反受到优势意见支持者的质疑、嘲讽和打击。控诉医院过度医疗的"意见气候"形成。9月7日,深圳市儿童医院召开新闻发布会称,所有诊断治疗符合诊疗规范。10万元手术费用的说法是家长杜撰,医院从未提过,手术费用约需2万元。但此举无力挽回狂澜,"意见气候"业已成形。

9月12日,该名患儿因病情反复,再次进入广州市儿童医院治疗。《南方都市报》《新华每日电讯》等刊文开始进行理性分析。一年后,患儿在武汉同济医院小儿外科被证实患先天性巨结肠,已做手术。陈先生向深圳市儿童医院致信道歉,事件终于真相大白。

在"沉默的螺旋"中,有一些人无视被孤立的威胁,坚持自己的主张,敢于承受"意见气候"带来的压力,他们是"中坚分子",有时会对主流意见形成一定影响。在"8毛门"事件发生的第一时间里,微博"@医生哥波子"对事件进行追踪报道,自9月7日至9月15日发布微博57条(不含3条重复微博),同时,与媒体和网民进行热烈的探讨。在9月8日晚9时,发布微博写道:"深儿事件有真相的今天,人们要冷静反思,如媒体愿意被谬论牵着鼻子走,媒体要反思自己的正义感"。9月15日,"@新华社中国网事"发表微博,措辞严厉地指责"过度检查、过度治疗、过度用药几乎成了一些不良医生的惯用伎俩"。"沉默的螺旋"依然发挥着巨大的作用。

在整个事件中,受社会对医院的成见及媒体夸张性报道的影响,"沉默的螺旋"不断旋转,非理性的声音压倒并吞噬了理性的声音。"中坚分子"虽存在,但稀缺,缺少声援,医院彻底"沉默"了。不难发现当面对此类事件时,医院总是在舆论中逐渐沉默,集体失声。医院该以何种态度面对媒体,挽回局势呢?

一、迅速查明真相,积极配合媒体报道

2010 年 7 月 26 日事主陈先生首先向深圳电视台反映"缝肛门"一事,7 月 28 日在南方都市报及众多媒体介入报道以后,深圳市卫生局才于 28 日当晚表示,助产士张某是无权做外科手术的,如果发现助产士在行医过程中存在问题,将会依法依规对其进行严肃处理。7 月 29 日,深圳市卫生局召开新闻发布会,通报显示没有证据能够证明助产士将产妇林某肛门缝闭,是否缝针专家说法不一。助产士本人以人格担保未动针。在这一过程当中,我们没有看到深圳凤凰医院对"缝肛门"事件所做出的任何回应。

在产生医疗纠纷突发事件,舆论尚未形成统一"意见气候"时,医院应当通过官方媒体及时果断地发出声音,表明事件真相,言辞诚恳,态度友好,避免舆论迅速形成一边倒的观点。本事件当事人一方的医院应当以最快的速度查明原因,同时在媒体介入时主动配合采访,做好相关解释工作,必要时还需要主动联系媒体,让媒体第一时间了解事件真相,以及医院对整个事件的处理态度,以期媒体能有一个全面、客观、公正的报道,保证医院与社会公众之间信息传播的及时、畅通,增加事件透明度,防止舆论热点被不实信息所左右,为医院顺利解决医疗纠纷事件营造良好的舆论氛围。

二、发布权威消息,还原事件真相

在"8 毛门"事件中,正是由于医院在事件发生之初悄无声息,才使得网民偏听偏信,离真相越来越远。让仅存的"中坚分子"成为网络上最后的坚守者。当医患矛盾发生时,社会公众和广大媒体倾向于同情传统

意义上的"弱者"(即患者),而对医院一方口诛笔伐,并将其推至主流观点的对立面。此时此刻,医院不能选择沉默,应当站出来发布权威消息澄清事实,还原事件真相。

面对各种媒体可能出现的密集性采访报道时,医院要有一个统一的对外发布信息的口径,代表院方发布权威信息。发布消息时要掌握好分寸,既不要粉饰事实真相,也不要对未知的事实妄加推测,一定要坦诚面对媒体,取得媒体和公众的信任和支持。用事实说话,任何掺杂的谎言都有被公众揭穿的危险,直接影响医院的公信力。一旦失去了公信力,医院将陷入"塔西佗陷阱"的尴尬,无论说真话还是假话,做好事还是坏事,都会被认为是说假话、做坏事。

三、监督媒体报道,避免断章取义

2010 年 7 月林某在深圳凤凰医院顺产下男婴后,丈夫陈先生发现其肛门处被缝线。医院称是对产后痔疮的紧急止血处理,陈先生怀疑是助产士因索要红包不成伺机报复的后果。此事经媒体披露后引起社会广泛关注,被媒体称为"缝肛门"事件。"产妇被报复缝合肛门""丈夫称被人持枪威胁"等标题令公众舆论哗然。后经央视《新闻调查》追踪调查后发现:产妇肛门并未被缝,仅是对产后痔疮的紧急止血处理。媒体新闻报道多关注的是社会上出现的一些非常态事件,这种经过媒体筛选后重新加工形成的拟态环境,并不是对现实医患关系的真实反映,它有意无意地夸大了现实中医患关系的紧张程度,导致作为受众的医方和患方对医患关系的紧张度认识出现偏差。

面对医疗纠纷事件,一些媒体可能因为来不及对事件进行深入的采访核实,或者受到社会上一些负面言论的影响,会出现一些失实的、负面的报道。对此,医院需要密切关注事件发展动态,尽快联系发布新闻的媒体,以事实为依据,予以公开澄清。对于少数媒体记者违反职业道德和职业纪律所进行的不真实的负面报道,在必要时医院应当通过正常程序提交给相关单位进行处理。对于媒体或记者的行为已构成侵权的,医院应当依法维护自身的合法权益。

四、开通医院官方微博、微信公众平台

利用自身媒体平台,加快信息传递,减少负面舆论的传播。当下,微博、微信已成为被社会公众所广泛利用的沟通工具,具有关注度高、受众面广的便捷特性,更主要的是医院自身能够把控,发布信息不但方便,还能与社会公众产生互动。医院官方微博、微信公众平台,具有无可比拟的信息传播速度和广泛的用户覆盖范围。除了应对突发事件外,医院在平时的文化宣传、知识普及等方面也可以充分发挥其功用。这种以医院自身媒体作为发声器所形成的核心舆论阵地,可以有效占据利于医院一方的地位,促使医疗纠纷事件得以顺利解决。

众多医疗纠纷案例证明,医疗纠纷事件发生后,医院最应当关注危机演变,媒体危机就是其演变的最主要形式之一。医疗纠纷事件一旦有媒体介入,事态往往会发生意想不到的变化。在危机演变发展的不同阶段,医院若能以正确的态度处理与媒体之间的关系,利用媒体进行良好的信息沟通,是完全可以控制住因媒体片面的、倾向的、不真实的报道所引发的社会公众危机,从容地化解医疗纠纷事件所带给医院的负面舆论影响。

第三节　医媒沟通的黄金 24 小时

健康作为现代生活不可分割的一部分,已经成为一个居于其他价值之先、甚至可以替代其他价值的主要价值。追求健康的需求同时产生了就医看病的需求,良好的医患关系不仅关系着医疗卫生机构的形象和社会的和谐与发展,更关系到患者自身的健康和利益。医疗行业作为专业性强、高风险、敏感度高、不确定性强的特殊行业,不可避免会发生许多因医疗纠纷而产生的突发事件。由于社会公众和媒体对专业性极强的医学信息掌握和了解不够,往往容易产生困惑、曲解或误解。医疗纠纷

突发事件一旦发生，必然引起社会的高度关注。如果医院对这一突发事件处置不当或应对迟缓，就有可能演变成为媒体危机，进而成为医院危机。

什么是危机？美国专家赫尔曼1972年指出，危机是一种状态，一种形势。在这个形势中，组织的利益受到威胁，做出反应的时间有限。多数人对于"危机"都有种"死道友不死贫道"的看热闹心态，总觉得自己不会那么倒霉。然而，在患者维权意识高涨，媒体竞争激烈的大环境之下，医院出现危机的可能性只增不减。一旦患者因医疗纠纷向媒体"报料"，那么，媒体就会迅速地做出反应，当一篇"文情并茂"的新闻消息出现在各大网络的页面时，不出几天，事发医院就等着被媒体轰炸吧。综观媒体上的"踢爆""投诉"等与医疗纠纷相关的社会新闻，每一则报道，都是一件可能重创医生声誉的危机事件，引发患者对医院全体医务人员的强烈质疑。

医院的核心价值观既是医院经营的本质和永恒的原则，更是危机管理战略的灵魂所在。"公德盛者其群必盛，公德衰者其群必衰"。当危机事件发生时，医院应快速做出反应、全面介入，多部门联动，尽最大努力控制局势，隔离危机，使其不扩大、不升级、不蔓延，将损失降到最低程度。沟通就是说服，与媒体沟通就是与社会公众沟通，明确媒体是医院与社会公众沟通的唯一途径，正确认识并高度重视与媒体之间的沟通，特别是在医媒沟通的黄金24小时内，医院方面需要掌控住四个要点。

一、知情，及时向大众发出声音，公布实情，不能失声

医疗纠纷突发事件出现时，第一声音的出现往往决定着社会公众舆论的广度和深度，是处理危机的关键。危机状态下，医院应该及时应对，改变信息不对称的局面，主动争取话语权，以事实为基础，及时、准确地向媒体提供信息，加强与社会公众之间的沟通，让医院自身成为媒体的主要信息源，尽早避免小道消息和谣言的传播，防止不利的消息和舆论，以期媒体对整个事件有一个客观公正的报道，满足社会公众和媒体迫切

需要知道真相的心理。

医疗纠纷事件发生以后,医院常对自身的过错遮遮掩掩、避重就轻,甚至拒不认责;患方往往夸大事实、漫天要价,甚至聚众闹事。各方都从自己的利益出发,向外透露有利己方的声音,以望获得舆论的支持。但这时流传在网上的信息多是片面的,具有很大的争议性,这种信息并不利于舆情危机的平息,反而会更加深化危机,引发次生危机。这时相关部门应该及时介入事件调查,通过召开新闻发布会或者官方通报等方式向外界实时公布调查结果和处理意见,及时回应舆论质疑,合理引导舆论走向,如此才能逐步平息不实谣言,澄清可能存在的不实报道。在"湖南湘潭产妇死亡"事件上,乐思舆情监测中心的结果显示,11～12 日网上曝出问题初期并没有出现大范围的关注和议论,这时政府部门并没有及时介入调解,结果直接导致了 13 日的舆情全面爆发,而直至 13 日下午才出现政府部门介入的声音,显然,政府介入过于滞后。

二、口径,在媒体到达医院前,医院内部要统一口径

尽快搜集真相、尽快公布真相、尽快消除负面影响,是危机公关必须坚守的"三个尽快"原则。但是在重大医疗纠纷事件等危机处置过程中,医院的信息发布总是姗姗来迟,甚至完全缺失,公众首先听到的一般都是患者或其家属对医院的指责甚至控诉。因此,社会公众对事件事实真相及责任归属的第一印象及最初判断,基本上取决于患方发布的信息。而由于知识背景及情感因素的影响,患方发布的信息难免是片面的,甚至是失实的,这就导致了公众对事件及医院的误判。因而,第一时间向公众发布事件真相及己方的意见,是医院在重大医患纠纷等危机处置过程中赢得主动的关键一环。医疗纠纷事件发生后,医院应当尽早调查核实相关事实,通过召集院内专家委员会讨论等方式明确己方是否存在过错,并尽早通过医院官方网站、微信等新媒体平台向社会公众发布己方调查的结果及对事件处置的意见,从而使得社会公众在患方陈述之外,能够及时获得该事件尽可能全面、客观的信息,并进行独立的研判和理

性的分析,进而减少对医院的不当指责,引导医疗纠纷事件进入正当的解决程序。

口径一致关系到医院的信誉度。因此,医院对外公布的信息必须连贯、一致,不能朝令夕改、自相矛盾,否则会引起社会公众的质疑,在引发信任危机的同时,甚至还会给医院带来毁灭性的打击。因此,医院新闻发言人在危机发生时应该成为医院发布信息的统一出口。无论是担负医院新闻发布任务的部门或个人,还是医院领导,或是医疗纠纷事件所涉及的相关人员,未经授权严禁擅自接受记者采访或发表谈话,包括QQ、微信、微博、网聊等。同时,还要加强防范意识,谨防新闻媒体进行电话录音采访、针孔摄像采访等手段,避免说法不一造成信息混乱,确保医院新闻发布内容的权威性和统一性。

三、发布,在媒体发稿前要主动与媒体沟通

危机发生后,医院应主动向上级主管部门迅速上报实情,争取外援,也可以通过第三方参与医疗纠纷事件的处理,如依靠权威专家、专业机构或行业部门、意见等给予证实,表示出对医院及其服务、技术、管理的认可,提高信息的可信度。必要时主动邀请媒体代表、社会监督员、权威专业人士、患者家属代表或上级部门等人员参与医疗纠纷事件的调查和处理。这样做既促使媒体增加了对事件的深入了解,又体现了医院对医疗纠纷事件处理的决心、能力和诚意,增加了信息的可信度。

引入第三方协调机制,推动事件进入正常的司法公证程序。一直以来,随着舆论监督对当前社会的影响力越来越大,"信法不如上网"成为公众解决各种纠纷,表达自己诉求、揭露社会不公的一个重要途径。出现问题,不走法律途径,而是通过各种手段把事件闹大,争取媒体和社会舆论的支持和同情,以最终达到诉求目的。然而,这种法律之外的做法本身就存在着复杂性,公众获取的都是经过各方过滤和改编后的信息,其后果是加速舆论争论,形成舆论对立面,从而使矛盾激化,不利于事件的解决。而引入第三方协调机制,以客观的态度推动事件双方进入司法

程序,通过在舆论监督下的司法调查、取证,在法律之下实现有责问责,有罪问罪,最终保证双方的公平性。

四、医媒联合消除危机事件

2014 年"湖南湘潭产妇死亡"事件发生后,在当事医院饱受指责、不堪重负的危急时刻,国内众多的医学专业网站、医疗同仁、"网络大 V"对事件给予了空前的关注,通过其官方网站或个人微博、微信纷纷发声,竭力从不同角度还原事实真相,呼吁公众理性、客观对待诊疗过程中的天然风险,敦促官方机构及时介入调查。业界的反应及举动,对缓解当事医院的舆论压力并引导事件最终进入正当程序寻求解决发挥了重要的作用。因此我们应当意识到,在当前医患关系严重失去和谐的现实背景下,应对媒体危机所带来的挑战、维护医疗行业秩序及声誉,是全体医务人员必须共同直面的问题。

在与媒体的沟通过程当中,医院要主动合作,理智沟通与感性沟通相结合,以理服人,以礼待人,使事态不扩大、不升级、不蔓延,尽可能在和谐的环境中消除危机。当医院陷入难以摆脱、无法突破的危机时,可以策划、推出一个看似与医疗纠纷事件无关,但能够正面反映体现医院社会责任及公益性的积极议题,引导媒体和社会公众视线转移到有利于医院的方面,主动创造机会重塑医院正面形象,冲淡媒体对原有医疗纠纷事件的关注度。一旦遇到突发重大医疗纠纷事件,医院即刻通过媒体这一信息平台,联合业界同人集体发声,向社会公众传达医方专业、理性的声音,及时化解或抵消外部舆论的一些不当的猜忌或指责,为纠纷的彻底解决营造一个自由讨论、良性沟通的外部环境。

美国著名政治学和传媒研究学者乔姆斯基曾提出一个学术判断:"我们看到的事实都是'媒介化事实',实际上的事实到底怎样,可能连媒体也不知道。"也就是说,媒体报道过的事情,没有发生也等于发生了;媒体没有报道的事情,即使你做得再好,也很少有人知道、有人关心。当危机事件发生时,如果医院以回避的态度错过与媒体沟通的黄金 24 小时,就很可能将危机事件的处理置于不利地位,甚至失控和陷入绝境。因此,医院在日常医务工作当中,应经常给媒体提供有价值的新闻信息,同时,在媒体采访和组织活动时给其提供支持和协助,与媒体建立良性互动,合作共赢的关系,积累媒介资源,增进彼此之间的相互了解,掌握媒体传播的特点与规律,锻炼与媒体进行有效沟通的技巧,增强医院的媒体公关能力,以备在危机事件发生时让媒体为医院提供说话与澄清是非的机会,保证正确、有利的舆论导向,降低危机事件当中社会公众对医院所产生的负面影响,促使医疗纠纷事件及早化解。

第四节　跟踪引导舆论

舆论,或称民意,其定义非常多样化。但无论如何定义舆论,"意见"始终是舆论研究的核心,也就是舆论的本体,舆论传播所着眼的也是意见的流动问题。舆论观念在中国有着久远的历史。"舆"字的本义为车厢或轿,又可以解释为众、众人或众人的。我国古文《晋书·王沈传》中记载:"自古圣贤,乐闻诽谤之言,听舆人之论",其中"舆人之论",是指"民众的意见"。换成当下的意思就是:在旁边谈论人的是非就是诽谤,不管当事人是否真的有过错。伴随着多媒体时代的到来,舆论作为公众意见即是社会评价的一种,也是社会心理的反映,它以公众利益为基础,以公共事务为指向并因此具备公开性、公共性、急迫性、广泛性、评价性等许多独有的个性。

2014 年"湖南湘潭产妇死亡"事件,在出现舆情逆转时,很多医学界大 V 们便开始在微博上大发牢骚,数落患者家属的"中国式医闹"和媒体先入为主的站队思维,他们并没有借此反思湘潭医院在与患者沟通方面有没有欠妥的地方。可悲的是,不科学的医疗纠纷鉴定程序加剧了医患之间矛盾的激化,无论是医生还是患者,都把媒体当作"工具",而医疗行政主管部门为了求稳,总是习惯于采取"花钱买稳定"息事宁人的办法处理医疗纠纷。因此,一旦有媒体介入医疗纠纷事件中,医院应积极主动的与媒体进行全面有效的沟通,跟踪并引导舆论的倾向,将社会公众的视线转移到有利于医院、有利于医疗纠纷事件尽早解决的方向。

一、掌握话语权

所谓"话语权",简言之就是说话权,即控制舆论的权力。话语权掌握在谁手里,就决定了大众舆论的走向。任何舆论从形成到发酵最后上升到话语权,都需要经历信息传播、受众接受辨别、统一思想认识和向外扩散的过程。在这样一个过程中,医院若能及时发现,及时引导,及时消除,并最终掌握、指导话语主动权,对于社会稳定而言再好不过。在2014 年湖南湘潭产妇死亡事件中,湘潭电视台公共都市频道于 2014 年8 月 10 日晚,用"参与抢救的医护人员集体失踪,将尸体留在手术台上"这一带有明显指向性的标题最先报道产妇死亡的消息时,如果当事院方对此报道所引起的负性舆论具有极高的危机敏锐性,在第一时间内积极主动地与媒体进行正面沟通,全力夺回话语权,那么就可以避免事态的进一步扩大升级。

二、与媒体坦诚相对

媒体,作为社会公众了解事实真相的唯一渠道,旨在最大限度地还原事实真相,从而满足社会公众的求知欲和好奇心。但医学本身是一种实践性很强的经验科学,在整个医疗行为过程中存在许多不确定性因素,既有医生自身的诊疗技术问题,也有患者所患病症的危重程度问题。因此,一旦医疗纠纷事件发生媒体介入后,医院首先要大量搜集、掌握一手证据资料,做到与媒体坦诚相对,摒弃以往"祸从口出""少说或不说"的消极态度,就整个医疗纠纷事件的发生过程,与媒体开诚布公地从医患双方两个不同的角度予以解读,不要一味指责媒体有失公允,而要以正面沟通的形式,充分利用媒体这一唯一的渠道来引导社会公众的舆论倾向。

三、准确披露、留有余地

当不实的报道充斥在各大媒体上时,医院不能乱了方寸,特别是当污蔑、诋毁性的舆论"漫天飞舞"时,医院更需要采取准确披露、留有余地的态度,通过媒体控制谣言、安定人心。不难看出,在各类医疗纠纷事件的不实报道中,谣言多是一个显著的特点。如果医院不及时地发布真实信息,就会出现当真理还在穿靴的时候,谣言已经走到千里之外的情形。避免谣言最有效的办法就是信息的准确披露。当医疗纠纷事件发生后,如果医院能及时召开新闻发布会,准确披露有关信息是十分重要的应急措施,可以有效地控制谣言,稳定人心。医疗纠纷事件往往是社会公众关注的焦点和媒体报道的热点,而医疗纠纷事件的知情者及当事人总是少数,向社会公众把事情交代清楚,效率最高的方式就是通过媒体发布消息。当面对媒体时,医院要有充分的自信,发布信息要足够清晰,使用准确的文字语言,同时注意留有余地,努力减少社会公众的各种猜疑,引导舆论向有利于医院的方向转化。

四、严防新闻炒作

新闻炒作是媒体引起社会公众关注、博取眼球的惯用伎俩。与传统的新闻发生和传播方式相比,新闻炒作有着明显的特点:一是从新闻的生存方式来看,炒作有着明显的预谋性;二是从新闻达成的效果来看,炒作追求强烈的轰动性;三是从新闻实现的功能看,炒作带有直接的功利性。要防止新闻炒作,医院要树立科学的新闻观,努力提高舆论领导水平,不让新闻炒作有滋生的土壤。一旦发现媒体有针对性,对医疗纠纷事件进行所谓"深度报道",流露出新闻炒作的倾向,医院就不能以"无为而治""清者自清"的态度对其置之不理,必须努力跟踪并加强对舆论正向引导的力度,防止因新闻炒作造成医疗纠纷事件的进一步发酵。

笔者作为工作在一线的医患关系协调人员,曾亲历过患者因对医院治疗提出质疑,纠缠谩骂无果后,进而以电话骚扰、死亡威胁的方式对医务人员进行人身攻击。此后,该患者为引起关注,积极主动地向媒体"爆料",并亲自引领一名自称是其表哥的记者到医院进行暗访。"拜其所赐",笔者也有幸上了一回 BTV 的《特别关注》。事后,舆论哗然。唯一让医院方面欣慰的是,最终,患者将医院起诉至法院。此事一波三折,以患者败诉收场。在整个事件发生过程当中,媒体仅凭这名患者的一面之词,就对此事予以报道,在播出新闻之前对任何信息均未向医院方面进行过求证,只报道患者认为的问题,而不问医务人员所受的委屈。显然,在这一新闻事件的报道过程中,真实性、双面性已被媒体做淡化处理,迅速性、偷窥、独家、可视性都被媒体发挥得淋漓尽致。不否认患者以弱势群体的姿态向媒体请求帮助,维护自身权益的这一行为初衷无可厚非。但是,医生脱去白大褂也是一名普通人,不仅有家有业,也会生病求医,"白大褂"只是一个职业符号。如果媒体不能从客观、真实的角度对医疗纠纷事件予以报道,单凭患者一方的臆度就全面否定医务人员先期所付出的辛勤劳动,这是对医生职业尊严的极度不尊重。

当前,我国正处于社会转型期和矛盾凸显期,一些患者把疾病的痛苦,连同经济压力、社会不公所带来的不良情绪,统统转嫁到医生身上。当医疗纠纷事件发生后,他们不信任医院内任何一名医务人员所做出的合理解释,而是通过"报料"的形式,向媒体倾诉自身对医院的不满情绪。而当媒体介入医疗纠纷事件后,一些医院为了维护医院声誉,或隐瞒真实情况,阻止、拒绝媒体采访;或因缺乏统一的、权威的对外发布信息的口径,被记者抓住话柄,甚至恶意炒作;或者表现为医院集体"失声",被媒体质疑,使话语权失控,直至舆论失控。

和谐医患关系是和谐社会的重要组成部分。然而,医患关系的"不和谐",医患之间缺少信任和理解,医患纠纷增多,却成为时下社会关注的热点和焦点问题。事实上,近几年来,医患纠纷和冲突就一直是大众媒体津津乐道的话题。毫无疑问,当前医患关系的紧张状态有着错综复杂的原因。而笔者认为,医患关系恶化之所以成为时下社会的热点问题,与媒体的强力介入及医院在医疗纠纷事件发生后与媒体沟通不畅、应对不及时不无关系。当医疗纠纷事件发生以后，医院如果能够重视与媒体之间的每一次沟通的机会，认真澄清在整个事件发生过程中社会公众所提出的质疑，充分利用媒体的渠道作用，发挥自身主动性，跟踪并引导舆论向有利于医院、有利于医疗纠纷事件化解的方向转化。

唐代名医孙思邈在《大医精诚》中写道"凡大医治病，必当安神定志，无欲无求，先发大慈恻隐之心，誓愿普救含灵之苦。"每一名医者未必能铸成大医之身，但须苦修十余载方可成为一名医者却是不争的事实。无论医患关系如何，在生命与利益面前，唯有医者先行，不等待、不抱怨、不放弃，传承仁心仁术，让医学人文精神重归医患沟通的舞台。当媒体危机事件来临之际，医院不回避、不指责、不沉默，掌握话语权，与媒体一起直面患者的质疑。

第五节　重视科普的力量

科学的力量在于改变世界，它改变着我们所处的物质世界，它使人类的生活富足而富有尊严。科学也改变人类的精神世界，它使人类的世界观和价值观发生迁移，使人类的理性更加清澈，科学已在社会文化建构中扮演了关键的角色。

医学科普承担的是宣传和普及医学科学知识、倡导健康生活方式，提高全民族身体素质的任务。医学科技工作者有责任将医学领域的新知识、新理论、新观念、新技术和新动态转变为更加通俗易懂的科普文章，以便被更广泛的社会公众所了解，从而提高社会公众在医学领域的科学素养，为医学的进一步发展提供良好的科学环境。更何况在国内外竞争日趋激烈的当下，科普已成为提升社会公众素质不可或缺的途径。

一、医学科普的重要性

杰出的科学家、卓越的科普事业的开拓者和领导者竺可桢曾指出，近代科学的发展离不开良好的科学环境，要搞好科学研究需要科学广泛普及,而造就良好的科学环境要依靠科学的大众化,即民众具备基本的科学意识。他认为,科学普及和提高本是分不开的、互为因果的。要在科学普及的基础上,科学水平才容易提高,也只有在科学水准提高以后,普及工作方容易推动。科学普及与科学研究的关系极为密切,只有通过科学普及,向社会公众传达科学,不断提高社会公众的科学素养,科学才能走在良性发展的轨道上。

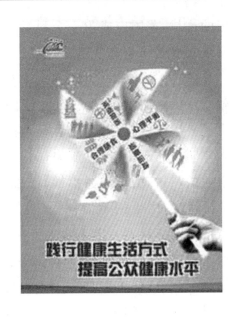

　　国民的科学素质是自主创新的土壤。世界发展史证明,富于科学精神的民族才能不断发展进步。要广泛普及科学知识,传播科学方法,用科学思想战胜愚昧落后。在全社会形成学科学、用科学,尊重知识、尊重人才的浓厚氛围。从事医学学术研究的科技工作者理应重视和参与科普实践。医学科普担负着将医学领域的新知识、新技术及科学的保健知识、先进的科学思想传播到每一位公民中去的重任。在提倡构建和谐社会和科学发展观的今天,随着医学科学的发展和进步,对社会公众进行医学科普教育已摆到十分重要的位置。

二、我国医学科普的现状

　　世界上科技比较发达的国家,科普事业大都处于欣欣向荣的状态。科技工作者对科普投入了极大的热情,并身体力行,为社会公众撰写了许多优秀的科普作品。而广大公众生活在充满了“科学空气”的社会氛围中,自身的科学素养不断提高,为科学的发展营造出良好的社会大环境。当然,政府对科普事业的一贯支持也是必不可少的。在美国,科普工作始终被决策者和科技工作者所关注。1994 年,由克林顿总统签发的科学政策报告《为了国家利益发展科学》中一再强调,“为了迎接 21 世纪的挑战,美国应成为一个科学知识普及的社会。"并认为"良好的国民科学素养是认识和欣赏现代世界的关键"。

新中国成立以来,我国医学科学的发展日新月异,相当多的医疗成就跻身国际前列,有的甚至处于国际领先地位。我国的科普工作虽也取得了一定成就,但还存在着令人担忧的情况。一方面是专业性科普创作人才队伍已逐渐老化、流失;另一方面是不少科技工作者缺乏参与科普事业的热情,由于沟通不够,医患矛盾逐渐形成。社会公众对医学领域的陌生,对医生的不信任,直接导致医生在行医过程中有了后顾之忧。按惯例本应冒着一定风险进行探索的医疗活动,最终因为医生怕担负医疗责任,而选择了更加保守的治疗方案,桎梏了医学科学的发展。所以,提高全民素质,认识医疗行业的特殊性及疾病与健康的规律,扭转全社会对医疗行业的态度,是当前医学科技工作者的一项重要社会责任。

三、医学科技工作者应是医学科普的主体之一

对于科普的主体问题,即应该由谁来进行科普,历来存在两种观点,即科技工作者和专业的科普队伍。2002 年 6 月 29 日,《中华人民共和国科学技术普及法》正式颁布实施。其中第 13 条指出:"科普是全社会的共同任务。社会各界都应该组织参加各类科普活动。"第 15 条指出:"科学技术工作者和教师应当发挥自身优势和专长,积极参与和支持科普活动。"但是医学属于自然科学,它是人类在长期与自然环境及疾病做斗争时,通过经验积累,将人们认识自然事物的哲学思想融入其中,进而形成理论,随后再将这些理论应用于医疗实践,通过实践对已形成的理论加以充实及修订,逐渐构成的一门独立系统的科学。所谓术业有专攻,因为大多数人不懂医学,也不了解医学的进展。基于医学科普宣传的特殊性,医学科技工作者理应承担医学科学知识传播的重任,成为医学科普宣传的中间力量。

医学科普的践行者、我国著名的心血管病专家洪昭光教授曾有感而发,道出了科普与科学的真谛:"直到有一天,科学生活方式的理念不再

只是学术会上讨论的话题,而走进千家万户,变成广大民众实实在在的行动,才是真正意义上的科学。唯有架设起科学和政府决策、科学家和广大民众之间的桥梁,科学才有永恒的春天。"我国幅员辽阔,人口众多。只有我们广大医学科技工作者共同行动,重视科普的力量,投身并参与支持科普实践,才能提高全民族的医学素质,减少医患之间的误解与矛盾。

四、医学科技工作者应走科研与科普相结合的道路

科技工作者的工作和研究范围越来越专业,医学各科的分工也越来越精细,科技工作者重要的科研内容有必要让公众了解。笔者在多年与医务工作者联系中,不止一次听到说现在的医学继续教育不仅是对本专业医生的再教育,也是对其他专业医生的"高级科普"。毕竟,人是一个整体,医生所面对的患者是一个需要综合考虑的整体。所以,每一位医生都需要涉猎更加广泛的知识,以适应这个飞速发展的社会。

医学的尖端科技与医学科普工作是相辅相成的,二者缺一不可。既要大力发展医学高科技,又要使科技工作者自觉参与科普工作。科技工作者可从日常的科研工作和科研论文中寻找思路,将有社会推广价值的科研论文进行改编,使之成为社会公众喜欢阅读的科普类文章,既满足了社会公众的需求,提高了其医学素养,又尽了自己应尽的社会责任。这种以科研论文为出发点的科普可谓"举手之劳",并不需要花费很大的精力和心血,关键就在于科技工作者有无将其研究成果回馈社会的"拳拳之心"。

医学是自然科学、社会科学及人文科学相结合的综合科学。医学不仅仅是科学,它本质上是人学。当医学的"人学"意识削弱时,医学就只剩下一大堆技术追求。因此,重视科普的力量,在医学技术中注入人文的理念,使生涩的医学术语变得通俗易懂,将医学科学中理性、求是、求实的精神元素融入人文医学。医媒互助,共同在医患沟通之间搭建一个民俗化的平台,让医学中以人为本的人文精神得以传承。

第 7 章

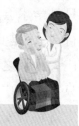

医患沟通之与患者建立关系的能力

关系是指人与人、人与事物之间，事物与事物之间的相互联系。人际关系是人与人之间在活动过程中直接的心理上的关系或心理上的距离。人际关系反映了个人或群体寻求满足其社会需要的心理状态，因此，人际关系的变化与发展决定于双方社会需要满足的程度。

第一节　建立关系的概念

从哲学观点看，人具有自然属性和社会属性。自然属性是人类得以生存和延续的前提条件。社会属性是人区别于其他动物的特殊属性。人在社会中不是孤立的，人的存在是各种关系发生作用的结果，人正是通过和别人发生作用而发展自己，实现自己的价值。人从一出生就处于人与人之间的关系中，如母子关系、朋友关系、亲戚关系、朋友关系、同学关系、敌我关系和竞争关系等。

无论关系的增进或恶化，都是经由一定阶段演变的结果。我们很少第一次和一个人见面，就马上变成知己，也很少与一个人有深厚的感情，却突然间形同陌路。这些关系是如何建立的呢？

建立关系是指与有助于或可能有助于完成工作相关目标的人，建立或维持友善、温暖的关系或联系网络的能力。这种能力还被理解为建立网络、资源利用、开发人脉、对顾客的关切、建立融洽关系的能力。

建立医患关系是指在医疗活动中医务人员和患者之间为使患者摆脱病痛建立的关系。在此期间,患者寻求医务人员帮助以摆脱病痛,与此同时,医务人员通过诊治患者的病痛而实现自己的价值。医患关系的本质是一种治疗合作伙伴的关系,医生和患者之间要以相互配合的方式一同工作。由于承载着信任、承载着责任、甚至承载着生命,医患关系受到社会的高度关注。

关系的建立是医患关系良性循环的"启动",关系的维持是巩固和谐医患关系的关键环节。

医务人员与患者建立关系初期要学会掌握一些拉近彼此的小窍门。比如主动帮助对方,给予他人赞美,友好的碰触,表示真诚的关心,寻找到彼此的共同点等,避免信任危机,为良性关系启动打下坚实的基础。

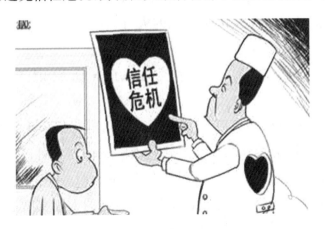

李主任所在的病房收了个姓李的倔老头,他和医生护士说话都冷冰冰、硬邦邦的,不是嫌医生说话不礼貌就是嫌护士打针打疼了,刚住进病房一天,医护人员就彼此提醒,小心点那个倔老头,搞不好会出医疗纠纷的。李主任听说这个情况后决定一探究竟。处理完手头工作,李主任并没有着急下班,而是径直去了李老汉的病房。进病房后热情地与李老汉打招呼:"李大叔,您好,我是病房主任,我也姓李,咱们五百年前是一家呢!"一句家常话让李老汉冷漠的脸上露出久违的笑容。李主任凑到患者床前,询问着患者的病情,并且为患者进行了受伤部位的检查。一边查体,李主任一边问李老汉:"听您口音是山东人吧？我也是山东人,老父亲现在还住在德州呢!"没想到,说到这儿,李老汉一下子打开了话匣子:"李主任,您也是山东人啊! 这下我就放心了,我生怕你们京城的大夫看不起我们农村人,不给我好好手术,有老乡在这儿,我就踏实喽!"从那天开始,李老汉再不是那个冷冰冰的倔老头,和医护人员关系相处得很融洽,手术配合得也很好。

因此在医患关系形成之初,建立良好关系,尽量避免误会和隔阂是医患和谐的基础与保障。

建立和谐医患关系需要医患双方彼此掌控"平衡",表现在以下几点:①患者要正确认识疾病及诊疗过程,忽视疾病的自然规律性或者过度依赖诊疗过程都会破坏"平衡"。②医务人员不能一味收取患者的信任,置自己于"高高在上"的位置,打破医患之间的"平衡"。③良好的社会环境和舆论环境是保持医患和谐的大背景。

第二节　人际交往的一般原则

人际交往是指在社会活动中人与人之间进行信息交流和情感沟通的过程,是人类社会活动的重要方式。人际交往内容可以涉及生活的方方面面,如商品交换、情感交流、团结合作、劳动服务、娱乐活动等。良好的人际交往能使双方利益或价值最大化,不良的人际交往会互相削弱彼此间的利益与价值。

医患之间的交往是一种特殊的人际交往,也要遵循人际交往的一般原则。医务人员和患者之间要在"交往"过程中获得利益或者实现价值。良好的医患关系能使双方利益或价值最大化,不良的医患关系会互相削弱彼此之间的利益与价值。

人际交往要遵循以下原则。

一、平等原则

在人际交往中总要有一定的付出或投入,交往双方的需要和这种需要的满足程度必须是平等的,平等是建立人际关系的前提。人际交往作为人们之间的心理沟通,是主动的、相互的、有来有往的。人都有友爱和受人尊敬的需要,都希望得到别人的平等对待,人的这种需要就是平等的需要。

　　1. 医患关系理念需要转变　从古至今,老百姓对治病救人的大夫不乏"悬壶济世""再生父母""救命恩人"等众多溢美之词,也习惯于将找医务人员看病说成是求医或求救。把医务人员放在一个如此特殊尊贵的地位,其实无形中就形成了一种不平等的关系。医务人员的工作固然高尚,但也是应当完成的责任和义务。生命自主权是人的基本权利,医务人员必须尊重这项权利。医务人员和患者的关系是医疗服务关系,医务人员为患者服务是医务人员的义务,医患之间必须建立在相互平等、相互尊重的基础之上,彼此不分高低贵贱,医患双方才能互敬互让,共同对抗疾病。

　　但有部分医务人员在接诊过程中仍会存在居高临下的心理,造成医患之间沟通不畅的情况。

　　李大妈到医院的医患办公室投诉,李大妈委屈地说:"你们那个大夫态度实在太冷漠了,问他什么都爱答不理的,一副居高临下的样子,让我无助又无奈,对我的病也更加恐惧了,能不能找其他大夫再给我解释解释啊,我实在没听懂刚才那个大夫说什么!"这是在医院很常见的一种情况。经过了解,接诊医生认为已经和患者解释清楚病情了,但是患者接受能力差,听了半天也没听懂。大夫认为没必要向患者解释清楚那么多问题,患者只要按照大夫说的做就行了,导致了医患双方的分歧。

　　医学是一门专业性很强的学科,各种专业知识确实无法全部向患者解释清楚,但无论是谁,生病后都会焦虑不安,都希望把自己的病情尽量了解清楚,因此医务人员应避免居高临下的心理,耐心向患者解释清楚病情,让患者理解并接受治疗方案。

　　《大医精诚》中写道:凡大医治病,必当安神定志,无欲无求,先发大慈恻隐之心,誓愿普救含灵之苦。若有疾厄来求救者,不得问其贵贱贫富,长幼妍媸,怨亲善友,华夷智愚,普同一等,皆如至亲之想;亦不得瞻前顾后,自虑吉凶,护惜身命。因此,医务人员应主动引导患者建立平等互信关系,共同对抗疾病。

2. 医患之间应建立平等的关系　希波克拉底曾经说过,医术包括疾病、患者,面对疾病,医患双方应当是并肩战斗的战友,应当相互尊重,相互信任,建立平等的关系。

在传统文化中,医务人员一直被塑造成"白衣天使"的形象,医务人员在老百姓心中就像是充满能量的圣斗士,永远不知疲倦,永远救患者于困厄之中。其实医务人员也是有血有肉的人,也需要患者的理解与尊重,也需要吃饭与休息,也有家人需要陪伴与照顾。

王先生家离医院比较远,尽管很早出门赶往医院,但是由于路况复杂拥堵,到了医院已经上午10点,不仅没挂上专家号,连普通号也没有了。他上次来看病就是去找主任加的号,所以这次二话没说,也直奔了专家诊室,没想到主任说不能加号了,焦急转化成愤怒,他忍不住指着主任的鼻子破口大骂:"你什么主任啊?　太没有医德了!　患者难受成这样,就求你加个号,有这么难吗?"然后是脏话连篇,甚至还跑到医患办投诉主任没有医德,态度不好。经了解,出门诊的主任已经陆陆续续给患者加了十几个号,下午还要给病房患者手术。他询问了患者只是复查换药,普通门诊完全可以处理,所以就没有答应患者加号的要求,没想到惹来患者破口大骂。

这种情况在医疗机构很常见,因为患者将医务人员尊称为白衣天使,认为医务人员就应该以救死扶伤为己任,就应无私无畏地满足患者的所有要求。其实医务人员也是普通人,也需要理解与尊重,协和医院妇产科郎景和教授描述了这样一种理想状态:对于患者,无论相貌美丑、无论家庭贫富、无论年龄老幼、无论权势高低,他们都只是患者,没有技术傲慢,没有人格傲慢,没有疾病歧视,没有阶层偏见,医生给予他们的都是关爱;对于医生,无论是男是女,无论青涩老道,无论率直婉约,无论快捷还是沉稳,患者都要一样尊重,他们都是医生,没有金钱傲慢,没有权利傲慢,没有年龄歧视,没有性别偏见,患者给予他们的都是信任,特别是面对一些无能为力、科学所不及的领域,给予充分的理解。医患之间应遵循平等的原则,建立平等互信的关系,相互尊重,相互理解,才能实现医患和谐。

二、相容原则

相容是指人际交往中的心理相容,即指人与人之间的融洽关系,与人相处时的容纳、包涵、宽容及忍让。要做到心理相容,应注意增加交往频率,寻找共同点,谦虚和宽容。为人处世要心胸开阔,宽以待人。要体谅他人,遇事多为别人着想,即使别人犯了错误或冒犯了自己,也不要斤斤计较,以免因小失大,伤害相互之间的感情。只要对事业和团结有利,做出一些让步是值得的。

在医患接触沟通过程中,医务人员要保持良好的心态和状态,同时要学会宽以待人,尤其是患者在得病后心情沮丧,状态不佳,可能会出现不配合治疗、抵触医务人员,甚至出言不逊的情况。医务人员要多为患者着想,在不违反原则的情况下有一颗善良宽容的心,以积极乐观的态度与患者沟通,引导患者配合治疗。

病房里收治了一位青年男性患者,刚住进医院就闯了祸,住进医院的第二天凌晨五点,护士叫醒患者抽血,刚刚睡熟的患者突然被叫醒,不禁勃然大怒,指着小护士就是一顿谩骂,并称还没睡醒,拒绝配合抽血。护士委屈地回了护士站,并将相关情况汇报给了护士长和主管医生。主管医生和护士长经过商议,认为这位患者如此不配合治疗同时辱骂医务人员,如果手术产生不良后果,不排除产生医疗纠纷的可能性。因此,决定为此患者开具出院通知书,不再为其手术。

当事患者睡醒后,才明白自己闯祸了,赶紧跑到护士站和医生值班室向医务人员道歉,并再三表示绝不再犯这样的错误。科主任了解情况后,批评了患者的鲁莽行为,要求他给当事护士道歉,同时也安抚和劝解了当事护士,并嘱咐医护人员要在原则范围内包容患者的不良情绪并尽量化解。医务人员宽容大度，原谅了患者，也令患者进一步为自己的鲁莽行为悔恨不已，在以后的治疗中，他积极配合医护人员，手术顺利完成。

医患之间应遵循相容原则，要做到心理相容，就应当学会多看别人的优点，对别人的不足要学会包容，相互配合，实现共赢。

三、互利原则

建立良好的人际关系离不开互助互利，表现为人际关系的相互依存，通过对物质、能量、精神、感情的交换而使各自的需要得到满足。

人际交往是一种双向行为，故自古以来就有"来而不往非礼也"的说法，只有单方获得好处的人际交往是不能长久的，所以要双方都受益，不仅是物质的，还有精神的，交往的双方都要讲付出和奉献。

在医患沟通中，医务人员通过为患者治愈疾病得到自我价值实现的感觉，患者的疾病得以康复，生活质量得以提高，这本身就是个互利共赢的过程。

小李是一位普通的护士，常年工作在一线，得不到休息，同时因为医患关系紧张，每日工作觉得如临深渊，如履薄冰，压力很大。因此，很多时候，小李想辞职离开这个工作岗位。可是有一天，小李收到了一封感谢信。"李妈妈，您好，我一直想这么叫您，可是没好意思叫出口，谢谢您住院期间对我无微不至的照顾，我们病房的小朋友都觉得您最漂亮，又温柔，打针一点都不疼。我手术那天，您告诉我手术不疼，不害怕，在病房里等我回来。其实我被送进手术室的时候特别害怕，但是想起您在病房等着我，就不害怕了，睁开眼睛看到您冲我笑，疼我也不怕了。谢谢您喂我吃饭，给我洗头，剪指甲。李妈妈，我长大了也要当一名光荣的护士，让每个小朋友早日康复。李妈妈，我爱您"。

小李看完信，感动得热泪盈眶，没想到自己平日里微不足道的工作，给小患者带来了这么多关爱和温暖，信心再次爆棚。医患之间就是靠彼此的关爱，相互陪伴，共同成长的。

四、信用原则

信用即指一个人诚实、不欺骗、遵守诺言，从而取得他人的信任。人离不开交往，交往离不开信用。要做到说话算数，不轻许诺言。与人交往时要热情友好，以诚相待，不卑不亢，端庄而不过于矜持，谦逊而不矫饰作伪，要充分显示自己的自信心。一个有自信心的人，才可能取得别人的信赖。处事果断、富有主见、精神饱满、充满自信的人就容易激发别人的交往动机。博取别人的信任，产生使人乐于与你交往的魅力。

医患关系紧张最主要的问题就是信任危机，医生和患者最重要的就是信任，失去了信任，就会付出惨重的代价。

有一天，急诊室同时来了两位心肌梗死的患者，一位是新加坡华侨，一位是本地人。

我(主管医生)先和那位本地患者的家属谈话，告诉她："你老公患的是急性心肌梗死，是个很危重的疾病，需要马上进行手术。"患者家属对我说：要等女儿来了再决定。

我再和那个新加坡患者谈话，他没有家属在身边，只有一位同事陪同。我告诉患者本人："你现在诊断为心肌梗死，是个很危重的疾病，需要马上进行手术。"他说："我要和我太太打个电话。"我听见他在电话里把我刚才的话和他太太说了一遍，不到 2 分钟电话打完，他对医生说："那就做吧。"很快，新加坡患者被送进导管室。

主管医生又回到那位本地患者那里，他的女儿、女婿都已经到了。他女儿见了我显得很冷静，问："我父亲现在是什么情况？已经确诊了吗？为什么会发生心肌梗死？血管为什么会堵塞？手术怎么做？支架是什么材质的？使用年限是多久？装了支架生活能不能自理？不做支架会怎样？做支架要花多少钱？医保承担多少？我们自付多少？……"她一连问了近 20 个问题，医生耐着性子回答完她所有的问题，她沉思片刻说："我们要考虑一下。"

医生提醒她："心肌梗死需要尽快手术，如拖延会导致更多心肌发生坏死,甚至猝死。"她白了医生一眼:"这么大的事,我们总归要认真考虑考虑的!"

一个多小时后,新加坡患者的手术已经完成,他被送入了病房继续治疗。那位本地患者的家属还在考虑……等到他们终于决定手术,时间已经过去了2个多小时。患者险些因为未能及时手术发生危险。

信任是一把开启和谐医患关系的金钥匙,患者应当相信,没有一位医生不想治好患者的疾病。医生更应当加强与患者沟通,取得患者的信任与依赖。

如何取得患者的信任呢? 著名的麦肯锡信任公式也许可以借鉴:

$$信任=可靠性×资质能力×亲近程度/自我取向$$

1.可靠性 简单地讲就是你做事情的靠谱程度,和事情的大小复杂程度无关,如果你能将一件事情持续不断地做好,就是一种可靠性或是靠谱的表现。一位医务人员在工作岗位上能够长期体谅患者的感受,为患者提供无微不至的照护,就会让患者感受到可靠。

2.资质能力 可以分为两部分看待,一部分是资质,容易对你产生信任感的个人经验和形象;第二部分是能力,能力也可以大体分为两类,一类是专业能力,一类是为人处世的能力和方法。

医务人员在工作岗位上不断努力学习,取得的中级职称、高级职称就是资质,是患者产生信任的基础之一,但还需要在专业水平和处世水平上表现出符合资质的表现,就会为信任加分。

3.亲近程度 不是简单的称兄道弟,一个鼻孔出气,而是让别人感觉你和他(她)是一类人,你一定能理解他,或你一定会帮助他,等等。要做到这一点,需要良好的观察能力、表达能力和一颗最真诚的心。

4.自我取向 就是自我定位,这个是一个分母,与信任程度呈反比。眼里有患者,心里有别人,站在对方立场考虑。做到心中无我,别人就会发现和你相处是一件很愉快的事情。

第三节　建立情感账户

美国著名的成功学家史蒂芬·柯维先生在《高效人士的七个习惯》中提出了与他人建立良好人际关系的有力武器——建立"情感账户"。他指出"你必须把每一次人际交往都看成是在他人情感账户内存款的一个机会"。

一、"情感账户"的由来

一般人对银行账户的认识始于20世纪 70 年代初,老百姓把辛苦积蓄下来的 100 多元钱一卷儿存放在床上垫的稻草里,不料却被老鼠搬进了洞,而后才开了一个银行账户,当时应该是农村信用合作社,据说当时的存款利息很高,人们始终没有取出他们的本金,只是盼望着利息到期的日子。后来,日子越来越好,开始挣钱了,但仍然将钱乐此不疲地往银行里储存,以备不时之需。

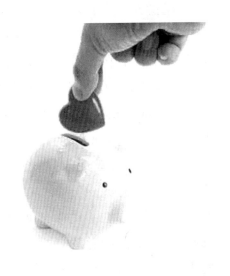

人们解决了基本的温饱后开始学习知识,以期待赚取更多的金钱,因此有了所谓的"知识银行账户",这方面深圳应该是走在最前线,新东方、山木等各种在职补习班、函授班、网络高校如雨后春笋般出现在大街小巷,数量估计可以与银行的网点相媲美,人们在工作之余开始储蓄更多的知识以备不时之需。

如今生活水平提高了,很多老百姓也都奔小康,一些富贵病如腐败的将军肚、糖尿病、脂肪肝也接踵而至,于是社会上出现了所谓的"健康银行账户",各种形式的健身中心、减肥中心、美体俱乐部等的数量又盖过了大大小小的补习班,地铁站和商场门口的传单会让你接到感觉手不够用,人们开始往健康账户里存钱。

物质层面的东西都满足了之后,人们更多的关注集中到了精神层面,从人际关系中不可或缺的"信赖",到人与人相处时的一份"安全感",进而发展到"情感银行账户"。所谓"情感账户"其实就是你为每个相关的人建立的情感流水账,与储蓄账户一样,你能自由"存入和提取",同样,相关的人也会建立类似的账户,你对他人账户的存入就是你的付出,反之亦然。每个人都会关心自己的账户,清空则意味着这一份情感的结束。

"情感账户"可以理解为存在于人与人的关系中的信任总数,每一次人与人之间的互动就像是在此账户内存款或取款,存款是在建立或改善信任,取款是在降低或削弱信任。各种关系中都存在"情感账户",医患关系更是如此,因为那是一种"健康所系,生命相托"的信任。

在人际交往中,人们通过彼此的互动而发生"存款"或"取款"的行为。你无法控制别人进行存款,但可以控制自己的思想、语言和行为在对方账户进行存款或取款。随着存款量的增加,你获得对方的理解和信任也将随之增加。当两个人之间存款量达到一定数值,就会启动一个良性循环,使双方在互动中获得价值和体现价值最大化。柯维博士指出:"透过人际关系的存款,你可以建立自己与他人的安全感和信任感,也激发出正直、创造、自律等品质。"

医患关系中的"情感账户"也是如此。从狭义上讲,医生和患者之间的"情感账户"是靠两个个体之间建立的信任来维系的;从广义上讲,医生和患者之间的"情感账户"是靠两个群体之间的信任来维系的。所以,和谐的医患关系关乎所有人。

"情感账户"如同真正的银行账户一样,投入得越多,能支取出来的就越多。如果我们是真正关心或爱护对方,就等于向对方的情感账户里"存款";如果只是从自己的立场出发做出损害对方利益的事,那就等于是从别人那里"取款",当银行里的钱被取光或出现赤字时,我们就不能够再从对方获得帮助和支持。

人际交往双方"情感账户"的不平衡也会导致关系破坏或透支。在医患关系中,患者在情感账户中存款总量和存款次数多,对医生在"情感账户"的存款也会有较高的期待。此时,医生在有限的时间用恰当的方式能都达到迅速、大额存款的效果,反之不恰当的行为也将会瞬间破坏或透支存款。

二、医患关系"情感账户"充值

1. 理解患者的感受　当一个人深受疾病困扰时,是一个人最为脆弱的时候,给予理解和关怀能够迅速在"情感账户"充值,达到"雪中送炭"的效果。

2. 注意细节　一些看似无关紧要的细节,如疏忽礼貌,不经意的失言,接手机等其实都在消耗情感账户里的"存款"。

3. 信守承诺　在医患关系中不要轻易给予承诺,一旦承诺,就要言必行,行必果。过度承诺将使患者有不切实际的期望或期待,一旦承诺不能实现,将会导致"情感账户"迅速清空,有时会让患者感到"雪上加霜",加重患者的痛苦。

4. 澄清期望　在治疗过程中,要逐步澄清患者的期望,对患者的治疗目标做到心中有数。如果患者的期望和现实有明显差距,则需要通过沟通和解释让患者对现实表示理解和接受。

5. 正直诚恳　正直、诚恳是一个医生的基本品德,是一项重要"存款"方式。是否正直诚恳不是医生自我评判的,而是患者通过医生的一言一行加以判断得出的。

6. 勇于道歉　如果因为自己的错误导致从情感账户"提款",则要勇于道歉。及时向对方真诚地说出我们的歉意,往往也会赢得别人的谅解。如诊疗过程接听电话,要及时向患者说明并表示歉意。

7. 以情感人　人是很容易被感动的,而感动一个人靠的未必都是巨大的投入,一个热情的问候、温馨的微笑,也足以让患者感觉到温暖与亲切。

8.鼓励表扬 在治疗过程中,要及时给予鼓励和表扬,使患者能够得到及时的肯定与支持,有利于拉近心理距离,增进相互的信任。

三、医患关系"情感账户"取款

1.行为粗鲁、轻蔑。
2.傲慢,自大。
3.过度承诺,失信于人。
4.强词夺理,以自我为中心。
5.批评,指责。

所以,要建立和谐、良好的医患关系,医生要通过理解、礼貌、信用、真诚、仁慈、助人等为自己的"情感账户"充值,避免不良行为导致"情感账户"透支,使医患彼此更加信赖,更愿意一同面对疾患、战胜疾患。

第四节 与患者建立关系的基本要求

从整体观的角度看,任何疾病都是一种心身疾病,患者在承受生理病痛的同时,必定会伴有心理状态的变化。从患者进入医院的那一刻起,医患关系的建立就已经启动;从患者进入诊室的那一刻起,便开始建立治疗关系,这种治疗不仅包括药物治疗、手术治疗、物理治疗,还包括心理治疗。"安慰剂效应"说明了心理治疗在疾病治疗过程中是客观存在的。

在医患关系中,合理运用心理学方法和技术,能够促进医患沟通,提高药物疗效,起到事半功倍的作用。医患纠纷的产生71%是因为他们认为医生对患者关心不够,缺乏对患者和家属立场的理解。所以,医患关系的建立要遵循尊重、诚信、同情和耐心的原则。

一、积极、信任、和谐的医患关系带来的效应

1.营造和谐氛围,使患者感到被理解、被尊重和支持。

2.促进医患之间的沟通,为治疗关系打下基础。

3.提高病史采集的准确性和有效性。

4.提高治疗的依从性,提高患者在治疗中的执行力。依从性是指患者遵从医生建议进行一系列行为,如服药、特殊饮食、生活习惯改变等。

5.建立治疗联盟,提高患者和家属的参与度。

6.减少医患之间潜在的冲突。

7.增加医生和患者双方对接诊咨询的满意度。

二、心理学效应在医患关系中的体现

1.安慰剂效应　在不让患者知情的情况下服用完全没有对应药效的药物,但患者却得到了较好的效果。"安稳剂效应"在临床实践中普遍存在,例如信赖所谓的好药、贵药、进口药等。

如科学家在实验对象身上制造疼痛,然后使用吗啡控制这种疼痛。一天这样做几次,连续进行几天,直到实验的最后一天,用生理盐水取代吗啡溶液,结果生理盐水像吗啡一样,有效地抑制了实验对象的疼痛。

在治疗过程中合理应用安慰剂效应,能够提高治疗效果,减少不良反应,缓解患者焦虑情绪。

2.首因效应　人与人第一次交往中给人留下的印象,在对方的头脑中形成并占据着主导地位,这种效应即为首因效应。我们常说的"给人留下一个好印象",一般就是指的第一印象,这里就存在着首因效应的作用。

在治疗过程中,医生端庄、大方的仪表风范,温和、亲切的谈话方式给患者留下良好的第一印象,为以后的医患沟通和交流打下良好的基础。当然,这种效应是一种暂时的效应,更深层次的交往还需要医疗技术和治疗效果来支撑。

3.近因效应　与首因效应相反,是指交往中最后一次见面给人留下的印象,这个印象在对方的脑海中也会存留很长时间。

多年不见的朋友,在自己的脑海中的印象最深的其实就是临别时的情景;一个朋友总是让你生气,可是谈起生气的原因,大概只能说上两、三条,这也是一种近因效应的表现。利用近因效应,在与朋友分别时,给予他良好的祝福,你的形象会在他的心中美化起来。

在医疗活动中,在诊疗结束前给予必要的总结、嘱咐和人文关怀,能够给患者留下一种温暖、充满希望的感觉,既有利于患者的治疗,又树立了医院和医生的良好口碑。

4.光环效应 当你对某个人有好感后,就很难感觉到他的缺点存在,就像有一种光环在围绕着他,你的这种心理就是光环效应。专家效应、名人效应就是其中的一种。

"情人眼里出西施",情人在相恋的时候,很难找到对方的缺点,认为他的一切都是好的,做的事都是对的,就连别人认为是缺点的地方,在对方看来也无所谓,这就是光环效应的一种表现。

医疗活动中的光环效应有利也有弊,它能够提高治疗效果和依从性,减少医患矛盾,也能够误导患者难辨真伪,上当受骗。

第五节 关系建立的技能

建立良好的医患关系是依靠医患双方共同努力完成的。作为患者,需要正确看待疾病,正确看待医疗工作,以及正确看待疾病和医疗工作之间的关系。作为医务人员,接受医学、医德医风和人文医学等高等教育及培训,要努力成为建立良好医患关系的主导者,医患关系良性循环的启动者及和谐医疗环境的参与者。

按照诊疗过程,我们将建立医患关系分为三个阶段:医生接诊前的准备阶段,医生接诊过程的操作阶段,医生接诊结束前的总结阶段。

一、医生接诊前的准备阶段

医生在接诊前需要完成环境准备、工具准备、仪表准备和心态准备。

1.环境准备 安静、整洁、温馨、有序的就诊环境能为患者提供良好的就诊体验,使患者通过就诊环境的"首因效应",对医疗机构及医务人员建立初步的信任与好感,缓解疾病带来的焦虑与紧张。

2.工具准备　医生在诊疗过程中需要完成问诊、查体、沟通、告知、建立治疗联盟、共同商讨治疗方案等过程,必要的物品准备可以保证诊疗过程的流畅性和高效性,常用的物品有:医疗文书书写工具,如纸和笔;体格检查工具,如听诊器、叩诊锤、音叉等;沟通告知工具,如演示挂图、图片资料、模型等。

3.仪表准备　美观、整洁、大方、得体的仪表能够彰显医生形象,有利于信任关系的建立,有利于医患关系的发展。

4.心态准备　医生要保持一个积极的、自信的、热情的态度接诊患者,避免让自己的焦虑情绪干扰或加重患者的紧张和焦虑。如何调整良好的出诊心态呢? 有的医生会想到患者对医生期待的目光,有的医生会回想自己成功诊治患者的成就感,有的医生会提前到达诊室静坐 1 分钟,有的医生会在准备物品的同时调整心态。

二、医生接诊过程的操作阶段

医患关系的建立需要医患双方共同努力来完成,医生作为医患关系中的关键人物,需要干预的不止疾病本身,还要对患者进行心理干预,以维持治疗的延续性和提高治疗的有效性。任何一种躯体疾病都不是单纯的躯体问题,必定伴随心理问题的存在。如肿瘤患者常伴有焦虑、抑郁情绪,这些情绪的存在又会进一步加重躯体疾病的不适体验。

医生的接诊过程包括病史询问、体格检查、辅助检查、诊断、沟通、告知、建立治疗联盟、商讨治疗方案等多项环节。面对日益增长的患者诊疗需求和医疗专业技术人员缺乏的现状,医务人员需要在有限的接诊时间内完成以下四项工作:临床业务,依法执业,沟通告知和人文医学,既关注患者的躯体病痛,又关注患者的心理需求。四项工作既相互独立,又相互依赖,缺少任何一个都不能承载患者的健康。医患双方需要在人际交往中建立"情感账户",并通过"情感账户"来维系治疗的关系。"情感账户"建立的基础是医患之间的"有效沟通",从心理学角度可以分为言语性沟通和非言语性沟通。此外,医患关系的建立还需要技术层面的处理,熟练掌握和运用一些心理学基本技能有利于在有限的时间内建立良好的医患关系,如倾听、共情、积极关注、非言语行为、总结等。

(一)倾听是有效沟通的重要环节

倾听不仅仅是要用耳朵来听说话者的言辞,还需要全身心地去感受对方在谈话过程中表达的言语信息和非言语信息,包括关注,聆听和反馈,最终目的是让对方感受到真正被理解。

1.倾听需要注意以下几点

(1)身体前倾,与患者保持适当的目光接触。

(2)紧跟患者的话题,适时检验理解的准确性。

(3)情感保持中立,不妄加批判。

倾听是医患关系建立的最基本技术。倾听不是单纯的听见或听懂,要适时地提问和澄清一些细节,让对方感受到被关心、被理解和被关爱。医生由于每天接诊大量患者,每位患者的诊疗时间有限,为了接诊更多的患者,医生有时会长话短说,导致倾听的效果不佳,甚至导致医患纠纷。

2.没有良好的倾听,会给患者带来的感受

(1)敷衍了事,不被尊重。

(2)没有认真了解和理解自己就给予了治疗。

(3)根本没弄清楚自己的病。

(4)似乎就是为了开药。

3.真正听懂

一个患者去看心内科门诊,拿着几大本心电图给医生。

患者:"我在单位体检时查出有期前收缩,去了好几家医院,做了好几本的心电图,就是治不了根。"

医生:"查出有其他心脏病吗?"

患者:"没有。"

医生:"那不用治,你这是良性期前收缩。"

患者:"但我很担心。"

医生有些不耐烦地说:"没事,良性期前收缩一般不需要吃药。"

患者将信将疑地离开了,医生觉得患者大惊小怪。医生肚子里一堆关于"良性期前收缩不能滥用药"的知识通过:"你这是良性期前收缩","良性期前收缩一般不需要吃药"这两句简单的话语传递给患者。这两个人显然都在自说自话,结果两个人都很懊恼。

如果换成两个懂得倾听、懂得沟通的人,情景会变成这样:

患者:"我在单位体检时查出有期前收缩,去了好几家医院,做了好几本的心电图,就是治不了根。"

医生:"能看得出来,这么多病历资料,一定看了很多医生了。你这种情况并不少见,我需要知道你的其他情况,你查出有其他心脏问题吗?"

患者:"没有。有没有其他心脏病和期前收缩有什么关系吗?"

医生:"是这样的,这些检查结果已经很全面了,通过这些检查来看,您目前没有器质性的心脏病,没有器质性心脏病的期前收缩一般没什么事,我们称它为良性期前收缩。良性期前收缩一般没有明显的症状,也不需用抗心律失常的药。有时候,过度治疗反而会产生医源性症状,让你焦虑。用药越积极,精神压力更重,症状反而越明显。"

患者:"但我还是很担心。不吃药能自己消了?"

医生:"你知不知道? 美国使用抗心律失常药物导致的意外死亡大大超过其民航空难与战争中死亡人数的总和。从今天开始,不妨把你关心期前收缩的精力放在其他更有意思的事上。正常生活、正常工作,每年来复查一次。"

患者的疑虑被打消了,医生也让患者理解了不用药的意义,普及了医学常识,缓解了患者的焦虑情绪。

可惜的是,这一幕往往由于接诊时间有限、患者强势要求解决眼前的问题而与我们擦肩而过。如果医患之间通过有效的沟通多一分理解,多一份换位思考,也许在我们身边这些场景会越来越多,医患纠纷会越来越少。

(二)重视共情

共情是人本主义创始人罗杰斯提出的心理学概念,主要是指放下自己的主观参照标准,进行有效的观察、聆听和辨别,尝试从对方的价值参照标准看事物和了解其感受,并将自己体会到的感受有效传达给对方。

共情是一种能够深入他人主观世界的能力,这种能力有利于人际关系的发展,是能够通过学习和训练来提高的一种能力。共情包括探究和证实对方的感受。

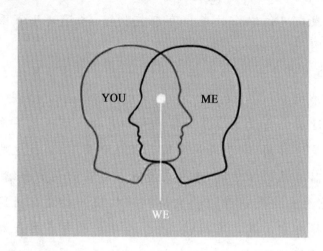

1.共情第一步:探究患者的感受

(1)微笑接诊:医生微笑能很好地缓解患者的压力:"您好!请坐"。

(2)检查病历一般项目的完整性。根据病历上的资料,医生还可以大概判断患者的文化素质、居家环境,进而为推测对方的经济支付能力提供参考,为制订个性化诊疗方案打下基础。

(3)患者很紧张或陈述很少时,医生应微笑鼓励:"别着急,慢慢谈""再想想,还有其他不适吗?"

(4)要询问患者的就诊经历:了解患者的就诊经历一方面可以提醒我们避免重复用药和无效治疗;另一方面可以进一步了解患者状况。

(5)进行体格检查。

2.共情第二步:确认患者的感受 每个人表达自己的感受时都期望

能得到理解和回应,患者也不例外。当患者向医生表达他们的内心感受,及时的确认可以让患者感到被理解和回应,恰当的处理可以抚平患者焦虑、紧张的情绪,最终完成疾病的身心同治。

我们可以通过以下两种方式确认患者的感受。

(1)正常化:告诉患者这种感觉是正常的,在很多患者中都有这种情况发生,使之安心。

(2)确认:对患者的话做出反应,如点头等,对重要的问题需要和患者进行澄清,让患者感觉自己被倾听并被理解。

(三)积极关注患者的感受

积极关注是指在心理咨询过程中对求助者的言语和行为的积极面予以关注,从而使求助者拥有正向价值观。积极关注涉及对人的基本认识和基本情感。积极关注的前提是认为求助者是可以积极改变的。在医患关系的建立过程中,积极的关注能够引导患者发挥主观能动性,全面参与到疾病的诊疗过程中,提高治疗的依从性,进而提高治疗疗效,提高对医疗行为的满意度。

1.同患者谈一些积极的话题——积极地说话

(1)“您近期症状有什么改善?”

(2)“看到你现在好了这么多,真为你高兴。”

(3)“您的病没有您想象的那么严重……”

(4)“您已经很勇敢了……”

(5)“目前这种情况手术效果不错,建议您考虑……”

(6)“坚持服药2周之后,你的症状就会逐渐缓解……”

2.传递积极关注理念　一位咳嗽患者经过1周的药物治疗后来医院复诊。

医生问:“您怎么不好?”

患者说:“我最近咳嗽,吃了1周的药了。”

医生问:“现在还有什么不舒服吗?”

患者想了想说:“还有咳嗽,经常睡不好,有时头疼”。

医生说:"继续吃药。"

患者郁闷地离去,之后的 1 周患者时刻体会自己还有哪些不适,待下周向医生汇报,情绪越来越紧张、焦虑,失眠和头痛几乎天天出现。

医生运用积极关注的理念也许会变成这样:

医生问:"经过这 1 周治疗,您感觉哪些症状好些了?"

患者说:"我最近咳嗽,吃了 1 周的药,虽然还咳嗽,好像稍微好一些了。"

医生问:"您的病还需要一段时间的治疗,一般需要 2 周左右才会明显好些,别着急。除了咳嗽还有其他不舒服吗?"

患者想了想说:"睡眠不好,有时头痛。"

医生说:"睡眠不好可能和夜间咳嗽有关,人在睡不好的时候很容易头痛。您现在的药物不用调整,继续吃药,多喝水,多休息"。

患者知道睡眠、头痛和咳嗽之间的关系,学习到一些科普知识,担心、紧张、焦虑缓解,逐渐恢复了健康。

(四)非言语性行为也是医患关系建立的重要细节

医生的言语行为表达的是通过大脑认知加工再表达的信息,非言语行为常常是不通过加工而自然流露出来。非言语行为在决定对方感受的过程中起到决定作用。非言语性行为带来的感受见下表。

非言语行为带来的感受

非言语行为	接纳　温暖	拒绝　冷漠
姿势姿态	前倾、放松	向后靠、躲避
语音语调	柔和、平缓	生硬
面部表情	微笑、关注	皱眉、不耐烦
目光接触	适当的眼神接触	不看对方的眼睛,看手机、看手表
手势动作	开放、欢迎	封闭、自我保护
空间距离	近	远

三、医生接诊结束前的总结阶段

医生在接诊结束前,医生要对本次诊疗过程进行一个简短的总结,确认患者对医疗建议的正确理解及接受程度,对重要的处置或者信息进行强调,帮助患者调整焦虑情绪,和家属做必要的交代。

治疗结束前的总结也和治疗方案一样具有个体性。如果患者过分焦虑,则可以采用"正常化"技术;如果患者治疗的依从性不好,则需要对可能出现的后果加以强调。

治疗结束前巩固治疗联盟,可以增进医患之间的心理距离,促进医患关系的良性循环。

巩固治疗联盟常用"我们""让我们"的表述方式,如:

(1)"让我们试一下这种新药"。

(2)"我们一起可以想出来一个计划"。

(3)"我们一起努力,让你尽快恢复健康"。

(4)"让我们……"

医患关系的建立和维持需要在全医疗流程中进行,在每一个医患交互环节进行。良好的医患关系需要医生在医疗行为中通过一言一行在"情感账户"中存款,积攒信任;通过沟通的基本技术和技能拉近医患之间的心理距离,传递关怀;需要角色转换来体会患者的感受,持续改进。良好的医患关系还需要患者正确认识疾病及发展和演变,认识医疗工作的局限性和风险性。此外,良好的社会氛围是医患关系建立的润滑剂,需要医院加强管理和培养,需要媒体给予正确的引导,需要全社会的积极参与和响应。

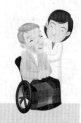

第8章

医患沟通之高风险病患的识别与应对

第一节　识别高风险病患

一、风险管理的概念

风险管理首先出现于 20 世纪 50 年代的美国,之后在欧美等国得到发展,并逐渐传入发展中国家,其应用领域也越来越广泛。

风险管理是社会组织或者个人用以降低风险的消极结果的决策过程,通过风险识别、风险估测、风险评价,并在此基础上选择与优化组合各种风险管理技术,对风险实施有效控制和妥善处理风险所致损失的后果,从而以最小的成本收获最大的安全保障。

风险管理的具体内容包括:①风险管理的对象是风险。②风险管理的主体可以是任何组织和个人,包括个人、家庭、组织(包括营利性组织和非营利性组织)。③风险管理的过程包括风险识别、风险估测、风险评价、选择风险管理技术和评估风险管理效果等。④风险管理的基本目标是以最小的成本收获最大的安全保障。

风险管理旨在以最小的成本实现最大的安全保障,是研究风险发生规律和风险控制的一门学科,它提供系统的识别和衡量风险的知识,以及对付风险的方法,通过识别、衡量、评价和处理,对将要发生的风险做出正确的决策,从而使风险降到最低。

医疗工作本身就具有高风险、高技术、高付出的特点,在疾病的诊治过程中存在很多不确定性,而很多患者对治疗过程中的不良后果往往无法接受,因此医疗工作中的风险管理就更加至关重要。

医疗风险隐匿并渗透于医院发展策略、医院经营管理及医疗管理的各个环节中。面临风险是客观潜在的现实,风险管理是一项系统工程,管理者及医务人员都要学会规避风险。目前我国医疗机构风险管理理念仍然比较薄弱,风险管理能力不强缘于以下三个方面:一是受传统医疗机构管理模式的影响,许多医院管理者缺乏风险管理的基本知识,其风险管理的意识和能力有待提升;在管理环节上没有形成应对风险的计划和措施,预测风险发生的嗅觉不灵;风险发生后反应迟缓,更不能从容应对和有效处理危机。二是由于医院管理者过度追求发展,追求规模和效益,缺少长远战略规划,极少研究和考虑运行中的潜在风险。三是医务人员也缺乏相应的风险防范意识和自我保护意识,在诊疗活动中未能有效识别高风险病患,未能采取有效措施防范风险发生,因此医疗机构应当建立合理的医疗风险管控体系,合理识别风险,提高医疗质量,减少不良事件发生。

二、早期识别高风险病患

医务人员在判断患者风险高低时,往往都是从病情角度的技术判断,而能够从社会角度做人文判断的并不多。然而,病患的高风险并不一定是病情的高风险,还有一些社会高风险因素更值得重视。哪些社会因素可能导致风险的发生呢?中国政法大学刘鑫教授曾经发布过一项高风险病患人群调研结果,刘教授指出,有以下其一的患者应当引起重视,有 3 条以上的患者应当重点沟通,避免矛盾和纠纷的产生(见下表)。

医务人员在接诊过程中不仅要考虑患者病情的因素,还应该和患方充分沟通,了解患者的精神状况、家庭状况、经济状况、就医需求等客观

存在以下其中一条的需要重视,存在 3 条以上应做好防范

患者有心理精神问题	患者没有医保
患者属于特殊身份人群	存在住院预交金不足的
与其他医院发生过医疗纠纷	产生医疗欠费
有社会问题经历:下岗、吸毒等	需要使用贵重自费药品或耗材
医疗过程中有不满情绪	指定医生、护士诊疗的
对治疗期望值过高者	熟人介绍的患者
预计手术等治疗效果不佳	长期慢性病患者
发生院内感染或者有可能感染	患者发生死亡的
有家庭内部矛盾或关系不和睦	有其他纠纷涉及责任推诿
交代病情中表现出不理解	

因素,避免沟通不畅或者患方期望值过高引发的纠纷。我们来详细分析一下各种高风险因素可能引发纠纷的原因及应对方法。

(一)年轻的独生子女患者

这是需要高度关注医疗安全性的一类患者,理由很简单,这位患者在他的家庭中是核心的核心,他的病情牵动着他的父亲、母亲、爷爷、奶奶、姥爷、姥姥的心,一旦这个患者出了事,他们整个家庭都会崩塌,一旦这个患者手术意外死亡,他的还算年轻(四五十岁)但已经不能再生育的父母可能完全无法接受现实,走入极端。所以,也许从病情角度这个年轻患者不算重,但我们必须识别出他是对医疗安全极度敏感的高风险病患,应与患者本人及其家属反复沟通,全面考虑、介绍治疗过程中可能发生的风险,避免不良后果产生后引发患方极端情绪。

患者赵某,女,17 岁,高中在校学生,因左上臂疼痛半年到医院就诊,完善各项检查后,诊断考虑左肱骨干良性肿瘤,考虑肿瘤形态较小,患者自身不接受手术,故接诊医生考虑非手术治疗并叮嘱患者随诊。赵某因高考学习紧张,半年当中未再进行复查,直至高考结束,发现肿瘤已经快速增长并有低恶发展趋势,医生再次接诊后建议马上手术。患者父母得知穿刺结果后马上暴跳如雷,情绪失控,认为首诊医生耽误了治疗,扬言如果孩子治疗效果不佳,有个三长两短就和首诊医生同归于尽。好在手术及时,患者恢复良好。即便如此,患者家属还是将初诊医生告上了法庭。

上例提示,在接诊青壮年独生子女患者时,应充分考虑患者的病情预后,并与患者家属充分沟通,避免家属对子女的厚爱转变成对医务人员的愤怒,引发医疗纠纷。

(二)家庭贫困,没有医保的患者

目前,我国正在逐渐建立覆盖全民的医疗保障系统,但由于缺乏有效的医疗救济体系,故在很多地方仍存在着患者得了大病之后,全家因病返贫、因病致贫的情况。因此对于家庭经济困难的患者,医务人员一定要充分考虑患者的家庭状况及就医需求,要在患者经济能力能够承受的范围内进行最有效的治疗,避免在接诊后要求患者筹到钱才能治病。如果患方倾尽全家之力,甚至卖屋卖地博最后一线生机,最后病没治好,患方人财两空,发生医疗纠纷的可能性就会大幅上升。

北京大学首钢医院顾晋院长讲述过一个自己接诊患者的经历:

一个只有 16 岁的花季少女经过检查诊断结肠癌的晚期,且肝脏的检查显示是转移!

孩子的父母焦急地询问医生:"大夫,我的女儿还有救吗?"

顾晋主任一时不知如何回答才好。

"哇"的一声,孩子的妈妈再也控制不住自己的感情,失声痛哭。

快下班了,孩子的父亲找到顾晋主任。医患之间进行了一场艰难的谈话。

"大夫,我有两个孩子,这个女孩是我的老二,她还有一个哥哥,明年要结婚了。我和孩子的母亲都是农民,我们是卖了家里能卖的一切值钱的物件儿来给孩子看病的。您说,我这孩子到底有没有救啊?"

"我实事求是地告诉您,您的女儿得的是结肠癌,已经是晚期了,尽管现在有手术的可能,但是总的来讲,预后很差,她的生命只能用月来计算了。"顾晋主任说。

"大夫,我们豁出去了,只要做手术能治好孩子的病,我们什么都愿意做,儿子结婚再等几年也行! 但是,如果手术后女儿也就只活几个月,我和孩子他妈就难了,儿子结不了婚,我们今后的日子就没法儿过啦!"父亲捂住脸,竟"呜呜"地哭出了声。

顾晋主任这时设身处地地考虑到患者的感受,用真情实感告诉患者家属:"我理解你们的情感,我也有自己的孩子,我也知道爱孩子的感觉。但是,作为医生,我必须告诉您真相,您的女儿病得很厉害,即使做了手术预后也会很差。如果我们是朋友,我要劝你们的是,带孩子回家吧,再怎么治都是瞎花钱。不是钱的事儿,也不是父母不救她,是疾病太严重,现在疾病已经让孩子备受折磨,活着对她来说是受罪,活一天受一天罪,这值得吗? 放手吧,带孩子回家,好好照顾她,让她少受痛苦。毕竟,你们一家的生活还得继续,日子还得过啊!"

顾晋主任说,作为医生应该告诉患者家属,是到了该放手的时候了。有时候,医学是有限的,也是无奈的,如果一味进行无效的抢救,只会增加患者的痛苦。在时下医患关系紧张的情况下,有时,医生会因为劝患者家属放弃而挨骂、挨打。但是,我们不能因为医患关系紧张而失去一个医生应有的同情和大爱。我希望,我们医生都能够怀着一颗充满同情的心去照顾、关爱每一位患者;我希望,患者家属能够明白,对于晚期饱受疾病折磨的患者来说,放手也是爱。

顾晋主任正是用这种大爱去设身处地地体会患者及其家属的感受,了解患者的家庭状况、就医需求,帮助患者做出理性的选择。

(三)患者有心理疾病和精神疾病

不可否认,现代社会的心理疾病和精神疾病患者有增多趋势,医务人员通过有效沟通了解患者的精神状况和就医需求,不仅能够有针对性地制订适合患者的治疗方案,同时也是有效风险管理的重要方法之一。笔者曾经梳理过法院宣判的 10 例恶性伤医事件,发现 80% 的伤医者存在精神疾病史或者性格偏执的情况。浙江温岭杀医案的凶手连恩青就是典型的偏执型人格。

2013年10月25日，温岭市第一人民医院发生一起患者刺伤医生案件，3名医生在门诊为患者看病时被一名男子捅伤，其中耳鼻咽喉科主任医师王云杰因抢救无效死亡。国务院总理李克强对浙江温岭医生被刺身亡事件十分关注，并做出重要批示，要求有关部门高度重视因医患矛盾引发的暴力事件，采取切实有效措施维护医疗秩序。

2014年1月27日，台州市中级人民法院一审判处被告人连恩青死刑，剥夺政治权利终身。2014年4月1日下午，浙江温岭杀医案终审维持死刑判决，将报最高人民法院核准。

2015年5月25日，浙江温岭杀医案凶犯连恩青被执行死刑。

连恩青对于自己的暴行，至死并未表现出一点后悔。他甚至在信中称死刑是"最好最完美的方式"，以及"有意义的归宿"，更能体现"所作所为的价值"。

事件起因于2012年3月20日的一场微创手术。当时，连恩青为了治愈鼻炎，在温岭市第一人民医院做了鼻中隔矫正及双侧下鼻甲黏膜下部分切除手术。院方的结论是"手术成功"。但连恩青在手术后仍感到鼻子难受，并不断到医院请求再次手术。医院经过多方会诊，始终不认为具备再次手术的适应证，不必再次手术。

这样的交涉持续了19个月。连恩青称鼻子"太难受""喘不上气"；而王云杰医生和同事们则一直安慰他，"你的鼻子没有问题""心理压力不要太大"。

"鼻子"成了连恩青生活的全部。他的家人说，他"十句话里面有八句都是说鼻子的"，他甚至会让母亲用筷子帮他捅捅，说这样能通气，不过母亲哪里下得了手？

为了看鼻子，连恩青先后到过椒江、台州、杭州、上海，就医结果都一样。但连恩青认为，医院都联网的，医生们是串通起来在欺骗自己。

家人开始担心他出现精神疾病，其间曾将连恩青送到上海市精神卫生中心,医生诊断为"持久的妄想性障碍",需要入院治疗。然而,治疗2个月之后,连恩青的妄想症并未明显减轻。10天之后,在偏执念头的支配下,连恩青带着榔头和匕首,走进了温岭市第一人民医院。

尽管法院确认连恩青行凶时无精神疾病,作案时意识清晰,作案动机现实,辨认和控制能力存在,有完全刑事责任能力,但不可否认,连恩青是典型的偏执型人格。

医务人员在诊疗过程中发现患者精神状态异常或性格偏执,一定要充分了解患者的性格状况和就医需求,加以关爱,同时,如果发现纠纷隐患,及时向相关部门汇报,防范纠纷及恶性事件的发生。

(四)患者属于特殊身份者

哪些患者属于这里所指的特殊身份呢?每位医务人员的理解也许有所不同,但有人指出五种职业应当是医务人员加强沟通的人员。这五种职业分别是:医师、教师、律师、记者和国家公务员(尤其是公务员中的领导干部)。其实这些职业都应当是受到全社会尊重的职业,但由于职业特点,对于医疗工作的理解和期望值也相对较高,比如医师因为自身的专业水平以及对疾病的理解,难免会与同行的治疗方案产生分歧;律师熟知各类法律法规,在诊疗活动中更加关注自身的合法权益是否得到保护;记者由于职业习惯,可能会善于发现一些负面现象;教师教书育人,在诊疗过程中也许由于职业习惯会对医务人员进行说教;而国家公务员在工作习惯中的一些特权也会带到看病过程中。

2014年3月25日,南京口腔医院一女护士被一对公职夫妻殴打,打人者为江苏广播电视台科技馆副馆长袁某与省检察院公职人员董某,护士被打到脊髓损伤,心包胸腔积液。

据记者从南京口腔医院等多方综合了解,事件起源自24日傍晚,一名男性患者因重病被转入南京口腔医院急诊手术,当时重症病房无空床,整个病区仅一间女病房有一张空床。当时,当班护士和病房里的女患者沟通,暂时将全麻术后的男性患者安排在其隔壁床住,第二天就会安排换床。

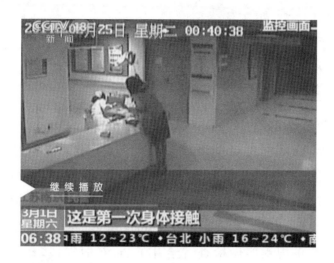

岂料,25 日凌晨,女患者打电话叫来了父母。这对父母到医院后,用伞殴打了当值护士陈星羽,伞柄打断,护士当场全身强直倒地。所幸最后护士经过积极治疗,基本康复。

提醒医务人员在工作中要了解患者的职业状况,相关背景,加强沟通,当身份特殊患者提出不合理要求时,即使不能满足也应避免发生正面冲突,要及时向相关领导汇报,争取支持和解决。

(五)熟人介绍来就诊的患者

大家都认为找熟人好看病,希望能找到经验丰富的专家"一锤定音",另一方面也希望通过熟人,让医生留给自己更多的时间、更仔细地检查。托人看病的主要原因有 4 方面:对自己占有了超过平均社会资本的一种社会认同;医患信任缺失,导致患者需要通过受托人才能找到可以信任的医生,避免过度检查和过度医疗;方便自身就医行为,减少就医过程的时间成本,使就医变得便捷省时;希望受到最优质的医疗服务。

但找熟人看病也有可能造成纠纷隐患。找"熟人"看病,虽然省了功夫,但也会带来许多的问题。

1. 不挂号＝没建立医患关系　在当下,这种不确定的医患关系非常不可靠。没有挂号,就没有相应的病情记录,医院的门诊日志上也不会显示你的就诊记录,一旦出现问题,全部有效证据都没有。就算是医生的责任,也无法追究,更不能索要赔偿。

2.咨询不一定可信 这一点,在内科体现得尤其明显。即见不到本人,就不能查体,同时又没有检查报告,咨询全凭经验,对疾病诊断的准确率和治疗方案的针对性可想而知。

3.分析病情不冷静 一项对医生群体的调查显示,医生给熟人看病不是轻易忽视,就是重视过度。总之,他们总是不能够做到冷静地分析病情。另外,问诊不详细、掌握病情不全面,也会影响对病情的评估。

4.貌似省钱,其实效果不好 先进的医疗技术可以辅助医生更好地查找病因、下诊断,合适的药物可以让患者达到更好的康复效果。找熟人看病,没有按正规程序做检查就给开了药,看似省钱,却留下病情诊断不明的隐患。

5.知情同意,告知不到位 面对熟人,医生往往容易省去"可能发生……"的警示性告知,事后即使真的发生,因事先"不知道",容易引发患者不满或医疗纠纷。建议您最好反复问清各项并发症、后遗症等风险,确保自己在全面熟知情况的前提下做出选择和决定。

还有一些医务人员,由于接诊的患者是熟人所托,就会简化必要的检查,或者答应一些患者的不合理请求,但治疗出现问题后,熟人所托的患者也会提出医疗意见,闹医疗纠纷,这时不管有没有熟人,也要严格按照法律规定依法判断诊疗活动是否符合相关规定,如果存在违规现象,即使是因为熟人所托,医疗机构和医务人员也要承担相应的责任,因此,医务人员在诊疗活动中一定要记住,越是熟人所托越要严格按照诊疗常规对患者进行诊治,这才是认真负责的表现。

(六)存在3条以上的,存在纠纷隐患可能性极高,医务人员要加强沟通,慎重对待

一位新疆老汉千里迢迢赶往北京某大医院看病,接诊医生详细询问患者病情,诊断"膝关节术后感染(右)、膝关节僵直(右)",将患者收入病房。接诊医生了解到此患者在新疆已经反复进行过7次膝关节手术,而且与当地医疗机构发生了医疗纠纷并做了医疗事故鉴定,此次来北京做手术的钱就是新疆的医疗机构赔付的。主治医生在术前向患者交代了手术风险,除了常见的并发症外,主治医生还反复向老人家强调,因为之前手术造成膝关节反复感染,此次手术也难免会再次发生感染。老人家听罢医生交代风险后,马上答复到:"主任,我已经到了全国最好的医院,您给我做手术我放心,我相信不会再发生感染的!"主管医生听到老汉这么信任自己,便让患者签署了知情同意书,先后为患者做了"膝关节松解,垫片置换术""膝关节清创术",手术顺利,术后患者恢复良好,但术后一年,患者到医院医患办反映意见,对手术效果不满意,主诉右膝疼痛,仍遗留窦道,严重影响生活质量,要求医院赔偿。主管医生认为患者术后感染是由于之前手术反复感染并且患者有严重糖尿病有关,与诊疗行为没有直接因果关系,同时认为已经尽到了充分告知义务,所以认为自己没有过错和不足。既然没错为什么会产生纠纷呢? 其实医务人员就是忽略了高风险患者的沟通和风险防范。这位老者至少存在 5 条以上高风险因素:

1. 患者为新疆维吾尔族老人,有少数民族信仰,可列为特殊身份人群,应尊重民族习惯,更加重视沟通。

2. 患者与新疆当地医疗机构反复多次发生医疗纠纷,对医疗机构信任度有所下降,会将不良情绪转嫁到下一家医疗机构。

3. 患者对治疗的期望值过高,认为到京城的大医院就一定能手术成功。

4. 预计手术效果不佳;患者反复多次感染,加之有严重的糖尿病,因此主管医生已经考虑到再次手术发生感染的可能性极大,并且向患者交代。

5. 患者对交代病情表示出不理解。这是最关键的一点,医务人员与患者交代手术风险的目的,并不是单纯的告知,而是要让患者理解并且接受风险,医患双方共同承担风险,齐心协力治愈疾病。主管医生在向患者交代感染风险时,患者明显做出了不接受风险的表示,主管医生未能进一步与患者解释和沟通,导致不良后果发生后患者无法接受,引发医疗纠纷。

三、察觉和避免怨气的积累

我们的医务人员每天忙于手头的工作,往往忽略对病患方(包括患者本人和家属)感情和情绪的判断,因此常常没有意识到患方的怨气正在积累甚至临近爆发期,而对怨气积累的失察往往导致对即将到来的暴力风险毫无防范,最终导致自己受到伤害。

那患方的怨气从何而来呢?其实在当今的社会和医疗环境下,能够让患方产生怨气的机会很多,而其中绝大部分因素与医疗无关。比如,难治的疾病、拮据的经济、拥挤的环境、长时间的等待,都会导致患者还没有见到大夫就已经积累了许多怨气。当患者进入诊室真正接触大夫后,如果你完全无视他的情绪,再加上诸如语气不当这样的诱发因素,可能一个暴力事件就开始酝酿了。其实,有经验的医生会从和患者的第一次眼神交流中就意识到他的一些情绪变化,而缓解的办法也非常简单,一个关注的眼神、一句温馨的话语或者一个帮助的动作,都可能将一次暴力风险化解于无形。所以,医务人员在诊疗活动中,不仅要关注患者的疾病,还要学会察言观色,关注患者的特点和情绪。能够察觉到患方的怨气并有效化解,辨识高风险病患,慎重对待,加强沟通,也是医务人员应当具备的一项重要本领。

第二节 管理患者期望值

一、期望值是什么

在概率论和统计学中,期望值(或数学期望、或均值,亦简称期望,物理学中称为期待值)是指在一个离散性随机变量试验中每次可能结果的概率乘以其结果的总和。换句话说,期望值是随机试验在同样的机会下重复多次的结果计算出的等同"期望"的平均值。需要注意的是,期望值并不一定等同于常识中的"期望"——"期望值"也许与每一个结果都不相等。简单理解,期望值是指人们对所实现的目标主观上的一种估计。由于每个人生活经历不同、习惯不同、环境不同、思维方式不同、知识水平不同,因此对于同一事物的理解也不尽相同,所以即使是对于同一件事情,期望值也会大相径庭。比如,同学参加考试,学习好的孩子希望自己能得满分,即使考了 99 分还是不满意,因为他期望值过高;而学习成绩一直不太好的孩子希望自己能及格就知足了,没想到考了 85 分,拿到成绩单后感觉是喜从天降,因为两人期望值不同,对于取得的成绩也会有不同的要求。所以,期望值是可以调整和变化的,人际沟通中要学会期望值管理。

二、患者的期望值管理

期望值管理是一种社交技巧,运用得当,能减少人们相互交往中的误解和摩擦,提高人际交流的互信度。

患者期望值是指患者对其接受的医疗行为所能达到的治疗效果的主观想象及心理预期。

随着医学技术的飞速发展,患者的期望值也日益增加。患者对医学知识的缺乏和对健康生活的渴求,导致患者前往医院诊治疾病,尤其前往知名大医院找名家诊疗时往往会存在期望值过高的情况,有学者经研究后发现,患者对其所接受的医疗行为的满意程度与患者期望值存在密切关系。

具体来说,一定历史时期内的医疗行为所应当达到的质量标准是一定的,在医疗机构的医疗质量已经达到甚至远远高于该质量标准的要求时,亦即医疗行为完全符合诊疗护理规范的要求,甚至比诊疗护理规范做得更好、精益求精的情况下,患者期望值的高低成为决定患者满意程度的关键因素。

当患者期望值与医疗质量水平持平时,患者对于所接受的医疗行为感到满意;当患者期望值高于医疗质量水平时,患者对所接受的医疗行为感到的却是不满意;当患者期望值低于医疗质量水平时,患者满意程度会达到相当满意的程度。

金主任收治了一位高空坠落伤的小伙子,胫腓骨骨折伴踝关节粉碎性骨折。患者25岁,风华正茂的年纪受了重伤,小伙子心情非常沮丧,甚至几次伤心落泪,认为自己年纪轻轻受此重伤,断送了大好前途不说,肯定连娶妻生子的人生大事也会被耽搁,他几次对金主任说:"谁会嫁给个瘸子呢?"在一次聊天过程中,金主任为了安慰患者,就对患者说:"你放心,我们医院骨科水平在全国名列前茅,我一定竭尽全力为你做好手术,让你术后恢复得跟好人一样,保证你能娶上媳妇儿!"金主任几句宽慰患者的话让患者破涕为笑,没想到也埋下了纠纷的隐患。尽管在术前签署知情同意书时主管医生反复告知了患者各种风险,患者也签署了知情同意书,尽管金主任认为手术做得很成功,患者也恢复得很好,但术后半年,患者还是一纸诉状将医生告上了法庭。究其原因,原来患者认为签署知情同意书只是履行手续,患者只记住了金主任那句:"让你做完手术和好人一样,保证让你娶上媳妇儿!"结果术后,患者患侧下肢较健侧短了0.5cm,在法庭上,患者指出,医生向我保证做完手术和好人一样,现在告诉我穿上增高鞋和好人一样,那穿增高鞋的钱就应该医院出。法官经过审理,认为医疗机构告知存在缺陷,侵犯了患者的知情同意权,存在轻微责任,因此判决医疗机构承担了部分赔偿责任。

金主任可谓是"吃一堑,长一智",在这个案例之后充分明白了患者期望值管理的重要性。

无独有偶,没过多久,金主任又收治了一位高空坠落伤,胫腓骨骨折伴踝关节粉碎性骨折的患者,金主任术前与患者进行了推心置腹的谈话。

金主任告诉患者,手术风险性很大,尤其是踝关节骨折是非常复杂的一种骨折,再加上胫腓骨的开放骨折,即使手术很成功,也难免会有一些后遗症,比如下肢短缩,创伤性关节炎等。金主任真诚地询问患者:"即使我给你做了手术,下肢也有可能落下残疾,按照我们的经验和诊疗常规,下肢术后短缩 2cm 之内都是符合常规的,如果短了您能否接受呢?"患者马上回答:"主任,能接受,别说短 2cm,短 3cm 我也能接受!"金主任反复交代各种手术风险和并发症后与患者签署了知情同意书。患者手术很成功,术后,患侧下肢较健侧短了近 2cm,患者丝毫没有医疗意见,而且对金主任的医术称赞有加,高高兴兴出院了。

通过这个小案例,我们可以深刻地感受到,通过加强沟通,引导患者期望值维持在一个合理水平,充分考虑患者个体差异,取得患者的理解和配合,就能够最大限度地预防医疗投诉与纠纷的发生。

三、管理患者期望值三部曲

(一)充分了解和正确判断患者的自身特点和对疾病的认识,沟通交流患者期望得到的治疗结果,合理定位患者的期望值

患者文化程度、生活环境、身体健康状况等个体因素都会影响患者对于治疗期望值的判断。一般文化程度相对较高的患者,可能在日常生活中能够了解到相对多一些的医学知识,从而更容易理解疾病的复杂与多变;受教育程度相对较高的患者,往往更容易接受医疗行为本身具有不可规避的高风险性这一事实。这样的患者往往会保持较为合理的期望值。长期受病痛折磨的患者的期望值低于身体健康却突然发病的患者的期望值。日常生活中身边有或者目睹过其他同类疾病患者病情自然转归过程的患者的期望值低于未曾有过类似经历的患者。

(二)全面诊疗并正确分析患者病情,充分评估治疗中可能存在的风险

医疗的高风险性有目共睹,任何一次手术治疗都有产生难以避免的并发症的可能,医务人员在考虑手术适应证的同时,更要充分考虑患者的全身状况,包括年龄、血压、心肺功能、血糖等可能引发并发症的状况。只有对病情的正确判断和对风险的充分评估才能保证沟通的顺畅,治疗的有效,以及风险的共担。

(三)合理降低患者的期望值

医疗技术是向患者提供却可能使患者成为受害者的缺陷技术,当我们充分了解患者的期望值、同时对医疗风险进行合理评估后,一旦发现患方的理解和医方的评估之间存在着较大差异,就意味着患者可能期望过高,如果达不到患者的期望值则会有纠纷隐患,这时就应当启动期望值管理,通过沟通让患方理解风险、降低期望。

管理患者的期望值与管理患者的疾病诊治一样,都是优秀医务人员不可或缺的基本功。医务人员应当在医患交流中主动关注期望值的范围,包括治疗效果、痛苦程度、预后恢复等,关注患方的个体需求、就诊经历等差异性因素,并对期望值进行阶段管理和过程管理,及时甄别出不合理的期望值并及早进行干预,使医、患双方都能够满意。

第三节　建立有效的医疗风险分担机制

一、积极推广手术意外保险

手术带来的意外风险属于不确定性风险,没有明确的责任方,加之患者及其家属并不能正确面对,与院方形成对立,易催生医患矛盾。手术意外险的探索,于患者、于医生都是很好的尝试,一方可以减轻经济压力,另一方则可以缓解手术的意外风险带来索赔风险。

手术意外险是一种意外险产品,由患者在手术前自愿购买,为患者在手术过程中由于医疗意外导致的身故、残疾及术后并发症提供保险保障。手术意外险产品按列明的保障项目核定保险责任和赔付比例。以北京的经验为例,骨科手术造成的意外身故、残疾及并发症,最高保额为20万元,一旦发生意外需要索赔,无须烦琐的第三方医疗责任鉴定手续,保险公司可直接向患方快速支付保险赔款。

手术意外保险合理分担手术风险,并且增强了全社会医疗风险意识,同时对于手术中发生意外的患者合理进行补偿,加大了对患者的保障力度,分担了医院处理医疗纠纷的压力。

医疗机构通过有效推广手术意外险,能够充分起到为医务人员减压的作用,使医务人员能将有限的精力投入到高、精、尖技术的钻研中去,不断提高诊疗水平和诊疗手段,为更多的患者谋取利益。

手术意外保险在有效分担风险、妥善化解医患矛盾过程中发挥着积极的作用,但手术意外保险尚在发展和完善阶段,医患双方对于手术意外保险都应有正确认知,共同推动手术意外保险良性发展,合理分担医疗风险。

二、术前律师见证制度

律师见证是由具有律师资格或法律执业资格,并具有律师执业证书的律师接受当事人的委托或申请,以律师事务所及见证律师的名义,就有关的法律行为或法律事实的真实性和合法性进行审查和证明的一种律师业务活动。

(一)律师见证的两个目的

律师见证的目的:①见证某一法律行为或法律事实的真实性。②见证某一法律行为或法律事实的合法性。

术前律师见证是近年来在很多医疗机构内逐渐形成的一种医疗风险管理制度。在进行重大、疑难、复杂手术之前,或者明显患方期望值过高等情况下,医疗机构进行术前谈话时,律师见证谈话过程,并留取录音或者录像资料,同时提供见证笔录的制度。

近年来,医疗纠纷发生率明显上升。目前针对医疗纠纷的处理方式多为院内调解、人民调解、司法调解等,都是事后操作。相比之下,高风险手术前请律师见证、术前谈话的"事前"预防,显得颇有新意和成效。

(二)律师见证能达到的效果

1. 确保医务人员充分履行告知义务 手术之前告知患者手术风险并签署手术同意书是法律行为,所有的医务人员都会严格执行,但告知过程是否认真细致就会大相径庭,甚至有一些医务人员认为患者签字就是履行了告知义务,并没有将实际风险向患者充分阐释清楚。而有律师见证的情况下,医务人员为了表明充分履行告知义务,会将医疗风险详细介绍并认真回答患方提出的相关问题,如果有一些专业词汇患方不理解,医务人员会反复解释,确保患方理解的情况下签字,确保充分尊重患方的知情同意权。

2. 合理管理患者的期望值　很多患者认为进了医院就是进了保险箱,所有的风险都应该由医疗机构承担,但是在律师见证的情况下,医务人员反复交代手术风险,患者家属对于手术、费用、并发症、应当注意的事项、患方的权利和义务等都会有充分的认知,患方的疑惑在沟通中得到解决,同时患方对手术风险也有了更深刻的理解,律师为医患沟通搭起一条无障碍的桥梁,对治疗风险及患者权益进行把关和监督,同时协助医生用通俗易懂的语言将治疗方案及风险向患方交代清楚,患方充分理解了风险的存在,自然就会有一个合理的期望值。

3. 避免医疗纠纷的产生　通过律师见证保障了患方的知情权和选择权,同时律师见证这种严肃的形式也让患方充分体会到医疗机构给予的关心和重视,因此经过律师见证的病例几乎都没有发生医疗纠纷。

如北京积水潭医院自 2014 年针对大手术、新技术、新方法及特殊药物治疗等高风险病例实行律师见证制度以来,有完整记录的高风险病例谈话已累计开展了 502 例,其中治愈出院 395 例,好转出院 97 例,拒绝手术治疗 7 例,并发症 2 例,死亡 1 例,所有参与谈话的病例沟通良好,未发生过一起医疗纠纷。

由此可见,手术前谈话律师见证,有利于保障患者的知情同意权,和谐医患关系,保护医患双方的合法权益,促进医学发展。

第9章

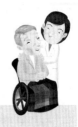

医患沟通之坏消息的告知

医学永远是一门遗憾的学科，因为世界上有很多疾病让医学和医生都很无奈，即使疾病可以实施治疗，但治疗过程却需要冒很大的风险。此时，医生们不得不面对向重症患者"告知坏消息"的挑战。过去，医生们出于保护患者的目的，通常隐瞒坏消息或使用委婉语告知。然而证据表明，98％的患者希望医生能够坦诚相告。即使是坏消息，患者也希望得知自己的现状以及病情发展。一项对2231名癌症患者的大型调查发现，87％的患者希望尽可能地了解情况，无论其好坏；98％则希望知道自己是否患上癌症。有证据表明，在医生正式工作的第一年里，79％的医生会向患者传达至少一次坏消息，92％的医生表示曾有被患者问及坏消息的经历，而96％的医生会向患者家属传达坏消息。

告知坏消息不仅仅是一个"报忧"的过程，还包含着向患者及其家人传递关怀和温暖，共同寻找希望、建立治疗同盟的过程。因此"告知坏消息"的技能是"以患者为中心"沟通能力的重要组成部分。

第一节　何为坏消息

患者死亡、被诊断为严重的进行性疾病或因疾病可能导致身体残疾等都称为临床诊疗中的坏消息。坏消息总是与患者及其家庭的期望相矛盾的，要么因救治有一定的风险而造成患者精神上的压力，要么因患者生存的机会很小而导致患者绝望。

事实上,坏消息是一个相对的概念。从客观角度讲,坏消息仅仅是一种信息,但由于每一个被告知者对其评判的主观依据和标准不同,导致各自在听到此消息后的反应会有差距。因此,对临床诊疗中的坏消息进行界定,要充分考虑患者的理解、接受程度及反应状况。当疾病或治疗过程对患者身心健康的发展趋势不利时,若患者难以接受,则这样的疾病和诊疗信息便可看作是坏消息。

对于患者来说,哪些消息是他们不愿意听到的坏消息呢?一般包括以下几个方面:

1. 患者处于病危、病重甚至于抢救治疗无效面临死亡的情况。

2. 患者罹患了预后不良的疾病,如癌症、肾功能衰竭需要长期维持透析等。

3. 受目前医疗条件所限,尚不能明确诊断的疾病状态。

4. 涉及患者敏感隐私的情况,如患者罹患艾滋病、其他性传播疾病或乙肝、丙肝等传染性疾病等。

医务人员在向患者传达信息时应当正确判断,这个消息是不是患者不愿意听到的坏消息,如果是,我们就要采取合适的方式来传达。

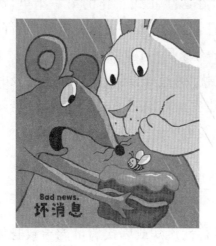

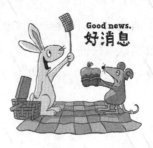

第二节 坏消息引发的心理反应

向患者宣布坏消息时,对患者来说无疑是一次恶性刺激。他们在获得坏消息之后的反应,可以从两个角度来分析。

一、创伤后应激

身体患病(特别是重病)是一种"创伤性事件",因为它威胁到个体的生命、身体或精神世界的完整,会带来异乎寻常的痛苦。在遭遇"创伤性事件"后,个体会表现出高强度的应激状态。

1. 创伤后应激反应的三个阶段 精神动力学家 Horowitz 提出,创伤事件发生后个体的应激反应表现为 3 个阶段。①初始阶段:主要是对事件感到痛苦和强烈的愤怒或悲伤。②否认阶段:不接受现实,否认已发生的疾病,期望事实不是真的,寻找各种理由、借口或可能性来抵御现实。严重时受害者会表现出对事件的记忆受损或注意力下降,甚至使用幻想抵消对现实事件的感知。③高度警觉阶段:过度警觉,容易受惊吓,痛苦的梦境,闯入的和反复出现与创伤相关的想法。如果这些阶段没有得到很好的心理疏导,会发展成"创伤后应激障碍"。

2. 创伤后应激反应及其表现 对于患者家属来讲,最严重的创伤事件莫过于亲人亡故。在亲人由于各种原因突然离世,或者因为拖延性疾病(艾滋病、癌症、充血性心力衰竭等)死亡后,家属的悲伤通常会以下列多种反应形式表现出来。①震惊反应:表现为否认、困惑、注意力不集中,不能做决定、出汗、颤抖或衰弱。②悲伤的情感反应:痛苦、焦虑、痛哭、生气、遗憾、抑郁、孤独或自暴自弃。③悲伤的认知反应:不自信、自我瓦解、自责,对亡者念念不忘,精神恍惚,有时出现幻觉。④悲伤的躯体反应:激动、攻击行为、喉部有紧缩感、胸闷或腹泻。⑤社交活动改变:不与死者熟悉的或自己熟悉的人来往,不与和死者有关的事物接触。

二、患者角色混乱

帕森斯曾经用"病态"一词来描述人们患病之后的社会状态和心理反应,他认为疾病削弱患者的社会角色,强化患者的"患者角色"。如果患者能够积极地扮演患者角色,他们会充分利用患者的权利,如休假、住院治疗、接受家人和医务人员的帮助等;也会承担起患者角色的责任和义务,如积极寻求治疗、期待尽快恢复健康、配合医生的工作等。但对很多重症患者来讲,患病的沉重打击和病痛的折磨常常使他们出现多种形式的患者角色混乱,具体表现如下。

1.角色行为缺位　否认自己有病,未能进入患者角色。虽然医生诊断为有病,但本人否认自己有病,根本没有或不愿接受自己的患者角色。

2.角色行为冲突　患者角色与其他角色发生心理冲突。同一个人常常承担着多种社会角色。得知自己患病后无法从一般的社会角色转化为患者角色。例如,很多癌症患者得知自己患病后,念念不忘自己没办法给父母养老,无法把孩子养育成人。

3.角色行为减退　因过分关注其他角色而冲击患者角色,从事不应承担的活动。即使承认患病,由于更强烈的情感需要,拖延治疗导致疾病进一步恶化。例如,有些患癌的母亲因为要等待儿子中学毕业才肯去治疗。

4.角色行为异常　患者受病痛折磨感到悲观、失望等不良心境的影响导致行为异常,如对医务人员施与攻击性言行,病态固执、抑郁、厌世,以至于自杀等。

在医生告知患者坏消息时要充分考虑到患者可能出现的应激反应和角色混乱,这是有效沟通的前提。

第三节　医生告知坏消息的困难和障碍

阻碍医生告知坏消息的因素较多,但在思想观念、知识结构、利益调整、权利分配、人为障碍等方面因素是医患沟通主要障碍,理解它们对有效地开展坏消息告知相当重要。

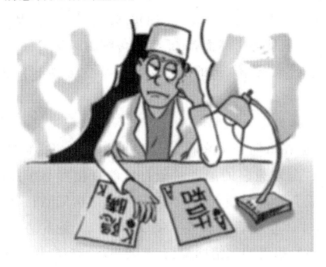

一、思想观念的差异

医患双方难以沟通的重要障碍是思想观念上的分歧。主要表现为以下两个方面。

1.市场经济条件下的医疗卫生服务性质的认知分歧　医方认为,虽然医疗卫生服务是公益性的,但也是市场经济的组成部分,需要较高收益来维系生存和发展;患方则认为,医疗卫生服务应始终是公益性和福利性的,医院应全心全意为患者救死扶伤,不能图利。

2.医患双方不能有效沟通的另一个原因就在于对"知情同意"的不同认识　所谓知情同意,就是指患者知情同意,具体包括知情和同意两个方面的含义。知情,是指患者及亲属有权了解患者疾病的相关医疗信息和资料,医生有义务提供这些信息和资料。同意,是指对患者的医疗行为必须得到患者的同意。当患者不满 16 岁时,除本人意愿外,还必须征得其父母的同意;当患者神志不清或无意识时,必须经其监护人的同意,除非在急诊情况下无法获得同意时。事实上,患者的同意还包括对医疗措施的选择和否定。因此,患者知情同意应由患者知情同意和自主选择两个方面组成。

知情同意是患者的基本权利,也是医生的义务。这在世界上包括我国都已承认并局部地实行了几十年,如我国的《医院工作制度》中规定外科手术前的签字制度等。然而,几千年来传统的医学父权主义思想根深蒂固,影响着一代代医务人员的医疗作风和习惯,认为医疗决策很专业,只要医生决定即可。

在患者方面,许多人长期以来习惯于医学父权主义,知情同意的愿望并不强烈。但在市场经济来临后,患方的自主意识、维权意识和参与意识不断增强,愈来愈多的患者希望自己能直接参与医疗决策。在我国,由于家庭观念非常强烈,患者本人有限的知情同意往往被患者的亲属所替代。如手术前患者亲属签字制度,对重症、绝症患者的保密制度等。因此,要还给患者的知情同意权,需要患者、亲属、医务人员、公众和社会的长期努力。

二、知识结构的差异

知识差异是医患信息不对称的重要方面。医务人员普遍文化程度较高,既受过系统的医学教育和诊疗技能训练,又有丰富的医疗实践经验,对治愈疾病、维护健康的知识和经验有着得天独厚的优势,这是非医务人员无法达到的水平。很多人对自身、疾病、健康几乎一无所知,即使有些人接触过医学和健康知识,但也仅是表面的,对深奥的医学知识不可能全面认知和把握,他们特别难以理解的是人的生理和心理的差异性。因此,医患沟通的基础十分薄弱。

另外,医务人员在知识结构上也有较大缺陷。由于传统的基础教育和医学教育不重视人文医学教育和实践,多年来,医务人员的人文知识明显不足,人文实践能力欠缺,不能满足现代社会广大人民群众所迫切需要的人文关爱。而随着全民受教育程度的迅速提高,特别是中青年一代所接受的人文知识教育水平也相应迅速提高,客观上也拉大医患双方在人文知识方面的差距。

三、利益调整的差异

伴随着知识经济凸显的许多社会变革,最深刻、影响最大的是社会利益格局的调整。现代医学的高科技水平及医学本身的技术复杂程度,使得医务人员自然地成为中国的"白领"。据一家机构在全国范围的调查显示,医药行业排列在十大赢利行业的第三位。相比之下,许多行业的收入偏低,特别是大量城市低收入人群和农村人群。虽然这种局面是不以个人的意志为转移的社会转型期的现象,但这种利益分配上的较大差异产生出巨大的社会心理效应——同情弱者,弱势群体的心理也呈现出较强的对立情绪。医疗服务中稍有欠缺,就容易被升级为医患纠纷,医患之间这种收入等级的差别转化为社会地位的高低差别,低收入患者中不同程度的自卑、嫉妒、排斥等心理也由此成为医患沟通的一道无形障碍。

四、权利分配的差异

不论是相关的国家法规,还是医生职业本身的规定,或是医患的观念,都表现出医患双方权利分配的差异是巨大的。医生的权利主要是具有独立自主的诊断、调查疾病、医学处置、出具相关医学证明,以及选择合理的医疗、预防、保健方案的权利。在诊疗过程中,医生有权决策上述决定。患者或家属可以参与意见、提出要求,但不能干预和代替医生根据科学做出的决定(除非选择其他的医院和医生),更不允许用强迫和威胁的手段迫使医生接受不合理的要求。此外,医生还有特殊干涉权利,即医务人员在特殊情况下(如精神病、丧失意识、自杀、传染病等)为了患者的利益、为了他人和社会的利益,对患者自主权进行干预和限制。

患者的权利从表面上看得到法律、社会及医务人员的充分肯定。患者也能享有如下的权利:平等医疗权、疾病认知权、知情同意(选择)权、个人隐私权、医疗赔偿权、监督医疗过程权及免除一定社会责任和义务权等。事实上,患者的这些权利都属于被动性的权利,其权利的实现完全依赖于医生对患者权利的认知和尊重。所以,医生的权利远远要超过患者的权利,这种差别直接造成医患双方难以平等地进行沟通。

五、人为障碍

由于医务人员在诊疗活动中,掌握医疗主动权,在医患沟通障碍方面是"主角",很容易存在以下几点不足。

1. 高高在上　在与他人沟通的时候,最容易犯的毛病就是高高在上。人与人本来就存在信息掌握程度上的不平等,有些人还有意无意地扩大这种不平等的效应,使对方有话不敢讲,影响相互之间的顺畅沟通。鼓励对方先开口,可以降低谈话中的竞争意味,说话的人由于不必担心竞争的压力,可以专心掌握重点,不必忙着为自己的矛盾之处寻找遁词。对方先提出他的看法,你就有机会在表达自己的意见之前,掌握与双方意见一致之处。

2. 先入为主　对待一个问题自己已经有了一定的想法和见解,这时候就很容易关上自己的心门,不愿意甚至拒绝接受别人的意见。要知道正确与错误都是相对的,当我们以宽阔的胸怀、谦虚的心态对待他人的建议时,肯定会有意想不到的收获。先入为主是偏见思维模式造成的。沟通的一方如果对另一方有成见,顺利沟通就无法实现。比如你对一个人的能力产生了怀疑,即使这个人有一个很不错的想法,你可能也不会接受。

3. 不善倾听　倾听是沟通过程中最重要的环节之一,良好的倾听是高效沟通的开始,倾听是一种主动的过程,掌握别人内心世界的第一步就是认真倾听。在陈述自己的主张,说服对方之前,先让对方畅所欲言并认真聆听是解决问题的捷径。在倾听时要保持心理高度的警觉性,随时注意对方谈话的重点,要能站在对方的立场,仔细地倾听。每个人都有他的立场及价值观,因此你必须站在对方的立场,仔细地倾听他所说的每一句话,不要用自己的价值观去指责或评断对方的想法,要与对方保持共同理解的态度。倾听不仅需要具有真诚的同理心的心态,还应该具备一定的倾听技巧。居高临下,好为人师;自以为是,推己及人;抓耳挠腮,急不可耐;左顾右盼,虚应故事;环境干扰,无心倾听;打断对方,变听为说;刨根问底,打探隐私;虚情假意,施舍恩赐等都是影响倾听的不良习惯,应该注意避免。

4. 缺乏反馈　反馈是告知过程中或结束时的一个关键环节,不少人在告知过程中不注意、不重视或者忽略了反馈,结果沟通效果打了折扣。反馈要站在对方的立场和角度上,针对对方最为需要的方面给予反馈。有些人容易武断地给他人的意见或想法下结论,比如个别医务人员往往带着批评或藐视的语气说:"你的想法根本就行不通!""小伙子,你的想法太简单了!"等,弄得说话者很没趣,结果挫伤了患者的自尊心。如果换一种态度,以建设性的、鼓励的口气给他人反馈,效果就会不同,比如"小王,你的意见很好,尽管有些想法目前还不能实现,但是你很动脑筋,很关心咱们部门工作的开展,像这样的建议以后还要多说啊!"不少人在沟通中都以为对方听懂了自己的意思,可是实际操作过程中却与自己原来的意思大相径庭。其实,在双方沟通时,多问一句"您说的是不是这个意思……""请您再说一遍,好吗?"问题自然就解决了。

第四节　坏消息的告知策略

一、建立信任关系

"告知坏消息"的过程除了医疗目标之外,更是医生向患者及家人传递关怀和温暖,共同寻找希望、建立信任关系、结成治疗同盟的过程。

二、管理患者家属

在每一位患者身边都围绕着多个亲属,那么将坏消息告诉谁呢? 医生面临的第一个问题:是告诉患者,还是告诉患者的家属? 第二个问题:如果告诉患者的家属,应该告诉患者家属中的哪一位? 这涉及对患者和患者家属的管理问题。这种"管理"包括：

1.让患者家属推举出"领导者"，即"主事的人"。俗话讲"家有千口，主事一人"。一般来讲，家中"主事的人"在家属中有威望，能够做出家庭决策，且能够协调家庭成员之间的关系。

2.医生首先与主事家属建立信任关系，并将"坏消息"优先告诉他（她）。该家属能够在未来的医疗和医患关系处理中发挥积极作用，例如，鼓励患者与医生合作应对疾病的挑战，监督、支持患者的治疗过程，协调患者、家属与医生的关系。

3.遵从"患者利益第一"的原则，当患者与家属，或患者家属之间在治疗方案、经济支出等问题上出现分歧，并有可能耽误患者治疗时，医生有必要出面协调患者与家属，或者患者家属之间的关系。

三、渐进式告知

在临床实践中，医生可以依据自身的经验对重症疾病的发展趋势有一个基本的判断，并采用渐进的阶梯式告知方式。

1.在初诊阶段给予危险信号提示，以便患者提前有一些接受疾病的心理准备。

2.在随后的检查过程中，随时和患者或者家属沟通、讨论检查结果中出现的不良信息。

3.告知严重病情，要提前了解患者及亲属的相关信息，有所准备，一般先与亲属沟通。针对不同的患者及亲属，或直接或间接告知，或委婉告知，或"避重就轻"告知。

4.基本原则是有利于保护患者身心，有利于亲属配合，有利于实施医疗。

四、清楚地告知并解释病情

当确切的诊断结果出来后，清楚地向患者或家属解释病情，确保患者知道了病情的严重程度，也理解了病情严重的原因。

根据患者的病情、患者的身体和心理承受能力，以及患者的家庭经济状况，向患者推荐备选治疗方案。

五、做好过程告知

对于处在重病监护中或手术过程中的患者，要尽可能做好治疗或处置过程的告知，随时让患者家属知道患者所处的状态，了解医生所做的努力，对于一些特殊的处置，要通过书面形式（知情同意书）与患者家属进行沟通。

六、给予切合实际的希望

每一位患者都希望自己的疾病能够治愈或有所改善，如果患者真的有望改善或康复，"给予希望"的谈话就会很轻松。但是面对那些改善和康复希望很小的重症患者，给患者以希望就变得非常困难。那么医生该如何面对呢？这里提出三点建议。

1. 从正面谈话。例如，某某手术失败的概率为 70％，成功的概率有 30％，那么在与患者交流时，可以突出 30％ 的成功机会。这样可以带动患者把希望放在这 30％ 的概率上。

2. 使用辩证思维来劝解患者。例如："多亏发现得早，这已是不幸之中的万幸了"；"不多想了，我们抓紧治疗，也许还有转机！"

3. 了解患者自己的"希望定位"，在此基础上给予积极鼓励。

第五节　如何向患者传达坏消息

一次坏消息的传达过程包含事前准备（如果条件允许的话）和一系列的后续措施。所谓准备并不仅仅指了解消息本身，还包括了解患者的情况，能够取得的帮助，咨询的周围环境，医生自己的心理状态及工作量。在告知期间，你需要考虑患者已经了解到哪些情况，如何告知其坏消息，以及如何帮助他们接受它。在告知尾声，你可能还需要就后续治疗方案与患者达成一致意见以解决患者各方面的问题。本节将具体讨论如何传达坏消息。在实践中,你会发现不同建议适用于不同情境。

一、准备阶段

许多医生害怕通报坏消息,害怕面对患者的反应。因此,医生会选择拖延,因为医生担心患者会责备他们,或者使医患关系变差。事实上,尚无证据表明患者会迁怒报信的医生。但这并不意味着立刻向患者传达坏消息就是明智的,医生对时机及整体情况的把握尤为重要。如果你是一名初级医生,在你犹豫是否应该将消息告诉患者时,可以先与一位资深同事讨论一下。

在告知之前,你需要理清自己的思绪,究竟哪些信息需要告知患者,而它又会对患者产生怎样的影响。同样,你需要想一想患者可能会问哪些问题,而你是否能够给予回答。如果你尚未掌握全部所需的信息,那么应该考虑推迟与患者的咨询,并去寻求相关建议。

在你打算宣布诊断结果之前,可以建议患者找人陪同一起来询问结果。即使你不知道结果是好是坏,这都是一种明智的做法。另外,要确保咨询时间充足。如果患者有人陪同,你需要引导患者及陪同者提问,然后进行回答,以消除他们的顾虑。如果可以,让别人暂时顶替你其他的工作,尽可能避免交流中断。对于患者而言,隐私尤为重要,因此,请务必在私密且适宜的环境中交流。

在传达坏消息的时候,你代表的是整个医疗团队。证据表明,初级医生通常都没有时间充分准备,也不能获得其他医护人员的支持和帮助。因此,请你尽量做好准备,并叫上其他团队成员陪你一起。想一想其他医护人员能够给你哪些帮助,他们的支持对于你和患者都极为重要。向患者传达坏消息的时候,可以让团队里的其他成员、曾照顾过患者的护士或护工陪你一起。

二、告知期间

每一位患者都是独立的个体,所以传达坏消息并没有一个通行之法。唯一的准则就是充分地了解患者,知道患者已经了解的信息、对情况的理解以及对本次咨询的期待。如果患者抱有盲目的乐观预期,你就需要用更加委婉的方式传达坏消息;若他们已经有了充分的思想准备,则不需要太多不必要的铺垫。

在告知消息时要诚恳,但不能太直白。要给患者一个"鸣枪预警"的心理准备,让他们知道情况不是很好,他们很可能会失望,比如你可以告诉他们"事情不像我们之前所想的那样简单",或直接说,"这不是一个好消息"。这样的话会让他们更加不安,但若没有预警,患者会更加猝不及防。患者对这样的话语会非常敏感,所以医生需要紧接着进行清晰的解释。同时也应该给患者希望,但不要做出任何无法实现的承诺。

证据显示,在被告知坏消息时,于患者而言,专业和坦诚同样重要。患者希望医生能够及时告知其病情发展,也希望医生能花时间为其解惑,并且坦诚告知病情的严重性。态度生硬、缺乏同情、毫无耐心或前后不一都会让患者对医生产生不满情绪。

面对不同的患者,你需要斟酌不同的消息传达方式。如果患者已经做好准备,希望听到详尽完整的解释,那么就可以直入主题,但通常你应当引导他们自己提问。谈及预后时,可以参考以下建议。一些患者可能会需要时间来理解整体情况,之后才会对细节进行进一步的了解。你可以这样询问他们:"您愿意现在讨论具体的治疗细节吗? 还是改天呢?"也可以问:"有没有什么是您不想知道的?"你可能必须靠一些非语言线索来判断何时应该停顿——在他们表现出困惑或情感波动比较强烈时,密切注意患者的面部表情。如果患者保持沉默或拒绝此刻讨论治疗方案,那么请等到他们的情绪有所好转或他们开始提问时再继续讨论。沉默也许会令你不适,但十分重要。

坏消息传达指南通常强调医生与患者之间的互动,但却可能忽视医生与陪同者之间的交流。虽然一项研究表明,超过 90% 的患者是在其他人的陪同下进行咨询的。当患者不想继续谈话的时候,进一步与其交流就会变得困难,但陪同者也许还有疑问,或是相反。在此情况下,要区分他们对信息的不同需求,并弄清患者是否愿意你继续进行咨询和答疑解惑。另一种办法是,取得患者的明确同意,与陪同者单独谈话。

你无法预计这些坏消息会对患者究竟产生怎样的影响。它可能会激起一系列的情绪,比如震惊、愤怒、怀疑、拒绝、接受或只是一片空白。你需要主动去辨别这些情绪,以确保正确理解患者的状态。譬如换位想,要是你自己遇到类似的情况会怎样,是恐惧,还是愤怒?如果你无法确定患者的感受,就明确地问他;如果你已经确定了患者的情绪,则理清其原因。这或许会很明显,但再一次申明,如果你不确定就必须问。最后,你可以说些什么来表示你已经理解患者的情绪及其原因,比如"看得出您对我所说的感到很震惊"。要尽量具体,而不是无力的陈词滥调。如果患者悲极而泣,最好保持沉默,可以递给其一张纸巾,但是要尽量避免让他们产生一种应该自己控制情绪的感觉。

三、告知之后

在你告知了坏消息以后,需要在接近告知尾声时对接下来的安排拟出一个清晰的计划。或许即刻制订治疗方案不太合适,因为患者还处于诊断结果带来的震惊之中,无法参与共同决策。即便没有制订出一个完整的治疗方案,也应该确保患者在咨询之后能够有一定的了解,知道有疑惑应该向谁询问,如果病情恶化应该怎么办,以及你们何时会再见面。从这次告知到下次讨论治疗方案的会面之间的时间或许会很短,而且应该尽量让患者决定。

告知结束后,将结果告诉团队里的其他成员,并在患者病历上记录下来,最好也告知患者的社区家庭医生。这能保证治疗的连续性,并确保其他医护人员能够跟患者适当地交流,并给予帮助。证据表明,在首次得知坏消息时,患者往往不容易接受,因此,团队的其他成员、护士或家庭医生就极有可能需要进行非常重要的后续咨询。这时,你就应当考虑是否安排其他人为患者提供帮助,如社会工作者、患者的朋友或亲属。

四、常见问题处理

(一)当说什么都无能为力时,应该怎么办

有时候,需要告知的情况极为糟糕,无论你说什么都无法使之好转。比如,你需要通报突然死亡或意外死亡的消息。此时,虽然你不能让情况变好,但你可以尽力避免它变得更糟,还可以帮助家属接受现实。

在你遵从以上建议诚恳而谨慎地向患者传达了消息后,就需要陪在患者及其家属身旁,给他们一些安慰和鼓励。不要让他们认为你对其情绪漠不关心——不要转移话题,不要马上谈及现实,不要表示他们的悲痛是正常的,也不要试图让他们振作起来,最好沉默一会儿。如果给患者充足的空间以发泄其情感,你就会知道他的反应,从而明白接下来该怎么做。在这个悲痛的时刻,很多人想要其隐私得到保护,希望独处;患者或其家属也可能会有一些出于现实的担忧,对此你则可以提供帮助,比如打电话通知其他亲属或开具死亡证明。如果你认识逝者,可以叙述一下患者的情况,比如他们是多么安宁肃穆;或是安慰其亲属,患者并不是在孤独或痛苦中去世的。

(二)如何回答“我还能活多久?”

医生惧怕这个问题,因为它总是难以准确回答,讨论时也难免会使患者感到悲痛。但如果患者主动提起,他们往往有自己的理由,也表明患者开始接受其病情。

试着弄清患者问这个问题的原因,他们真实的意图是什么。比如,是患者家里将会有人结婚,或是在报纸上读到什么消息让他们产生了不切实际的或好或坏的预期。当你了解了患者的想法,并确定他们想要讨论此问题后,你需要仔细考虑该说些什么。首先,你要知道此类患者的存活期平均值,给一个大概数字。一项研究发现,医生会系统性地高估患者的存活时间,而且高达 5 倍之多。然后向患者坦白,你也不能确定,没有人知道他们究竟能活多久。再给他们一个不含任何数字的答案。例如,如果存活期平均值为 6 个月,你可以说:“不到 1 年,只有几个月。”

如果患者表示有什么事情放不下,你也可以告诉他们在那个确切的时间点他们会是怎样的状况。例如,一名患者提到,他家里将会有一场婚礼,这时你可以这样说:"我只能遗憾地说,您大概得考虑将婚礼提前了,因为到那时您的情况可能不太好。"

如果你认为患者撑不了太久,那么向其传达这个消息就十分重要。例如,你可以说:"可能不会太久,也许就这几天。"你可以跟患者讨论他在临终前是否有什么重要的事想要去做,以及你能否做些什么来帮助他达成所愿,这些都是有用的。根据患者情况,你可以选择直白或委婉的方式询问患者,比如"有什么可以让您心里好受一些的吗?"或是"在您想做的事当中,最重要的是什么?"

(三)如何处理自己的情绪

在传达坏消息之后,你可能会感觉非常糟糕。研究表明,在通报坏消息后医生会产生一系列的负面情绪,包括担心患者会对自己不满意,自身感到愧疚、悲伤、焦躁,以及一种强烈的责任感。告诉自己,对于坏消息本身你毫无责任,你仅仅是一个信使。如果你感到十分沮丧,可以冷静一会儿,或是向你的同事、朋友倾诉一下。不要装作什么事都没有发生,毕竟这样的告知应该是你工作中最艰难的部分。

与团队里其他医护人员保持良好的工作关系是十分必要的。在你需要告知坏消息时,让一位同事陪你一起,这无论是对患者或是对你都有好处。告知结束后,你可以向同事寻求反馈,并回顾一下刚才的情况。你的同事会因你的坦诚和谦逊而尊敬你,由此往往会表扬你而非批评。你得到的任何反馈都将帮助你改进沟通技巧,从而使你更加胜任你的工作。当患者对消息有强烈的反应时,可以写一份总结汇报。如果要在一段时期内反复进行告知,试着让同一位同事陪你一起。

有时私人生活会影响你处理此类困难问题的能力。如果你最近恰好失去了朋友或亲人,又或是你的家庭正处于一个困难时期,你就会变得更加情绪化。尽管如此,也应尽量避免在患者面前哭泣,因为哭泣会传达一种无望的讯息。如果你实在忍不住,那就说些什么掩饰一下,比如"您的处境十分艰难,这让我也特别难过"。如果你因为某个原因感到特别脆弱,那么可以向多学科团队里的其他成员寻求帮助。大多数医护人员都曾在某个时候有过类似的经历,因此,他们会理解你,在不影响对患者治疗的情况下,也可以让其他人代你传达这个坏消息。

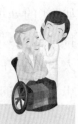

第10章

医患沟通之如何面对愤怒患者

医学的终极目的是通过预防和治疗疾病来增进人们的健康以达到使人幸福的目的。医乃仁术,医生亦是最具爱心、最能体现人文关怀、最令世人尊敬和羡慕的职业。随着社会主义市场经济体制的不断发展,医疗体制改革也在向更深层次推进,在这一过程中,医患关系却成为人们关注的焦点。尽管医院的医疗条件不断完善,新技术不断引起,大大提高了为患者服务的能力,但患者对医院服务的满意度却下降了。医疗纠纷频发,医生抱怨增加,医护人员形象变差。患者对医院、医生、医护人员的指责声、质疑声、谩骂声不绝于耳。每一名患者对医生似乎都是心有不满,每一名医生对患者也是心存戒备,医患矛盾对立之势一发不可收拾。

第一节　中国之愤怒现状

当今中国是"火大"的社会。在一般人的理解里,"火大"就是单纯的发怒或愤怒,避免"火大"只需发火的人克制自己就可以了,其实并非如此简单。"火大"不完全是人们常说的"愤怒",作为人的普遍情绪,愤怒并不是单一的,而且是一个情绪的范围,从生气、发火,到动怒,再到暴怒。"火大"从开始时还有理性,可以克制,到渐渐失控,以致怒不可遏、因失控而狂怒,并最终完全失去理性。中国正处于一个社会转型期,经济体制深刻变革,社会结构深刻变动,利益结构深刻调整,思想观念深刻变化,各种社会矛盾日益暴露凸显。而医院作为一个与百姓生命息息相关的"窗口",自然成为最容易引燃社会愤怒情绪的导火线。

中国的医生是世界上最辛苦的医生。国内规模最大的医药行业网络传媒丁香园网站曾做过一次调查:在 2000 多名被调查的城市大医院医生中,80%的人每天工作 8~12 小时,67%的人曾连续工作超过 36 小时,60%的人"黄金周"休息不到 3 天,80%的人工作中没时间喝水,37%的人工作中经常憋尿,83%的人中午不能按点吃饭或者只能飞快吃饭。这些数字说明,医生超负荷工作已经成为常态。有人曾这样描述北京协和医院的医生:只见一片白影在你眼前飘过,还没看清楚他的面貌,就只看到 10 米开外的后脑勺了。这虽然有点夸张,但却真实地反映了医生们的忙碌状态。

我们再来做一道算术题:4×60÷92≈2.6。这道数学题的含义是:一名综合医院的医生从上午 8 点出门诊到中午 12 点下班,在这 4 个小时内总共要看 92 个患者,在这名医生不喝不拉的前提下平均每个患者的接诊时间是 2.6 分钟,在这 2.6 分钟内要迅速了解患者的病情,及时做出诊断,并开好处方,对患者要态度好,做到耐心体贴,否则会被投诉态度恶劣,医德差。而且要求医生写好完整的病历,字迹要端正,否则查到一份扣 200 元。最最重要的是不能有差错,一个差错前程尽毁。而患者一大早 5 点钟就起床来医院看病,6 点钟到医院排队挂号已经在 40 多号了,从 6 点到 10 点足足等了 4 个小时总算轮到自己了,想跟医生多倾诉几句结果被医生打断了,等待的时候总感觉医生动作太慢,轮到自己时又感觉医生太草率,于是感觉自己被轻视了,拍着桌子对医生大吼一句"我要投诉你",这时医生还不能还嘴,否则冲突升级,于是护士进来劝架,无效,接下来保安赶来制止,患者在保安的劝阻下边骂边退场,出门了还不忘吐一口唾沫在地上,留个类似于齐天大圣在如来佛手指旁做的到此一游的标记。而麻木的医生脑子里只有 2.6 分钟这个数字,否则到了下班时间还没来得及就诊的患者抱怨会更多,于是医生继续忙着看下一位患者，而在门外的患者则继续焦急地等待着……

美国心理学家马斯顿指出，任何一种基本情绪都不仅仅是感觉，而是驱动行为的能量。将一种情绪与另一种情绪加以区别的唯一方法，就是观察特定情绪在什么情境下导致人的什么行为。情绪可以分为与生俱来的"基本情绪"（比如喜悦、愤怒、悲伤、恐惧等）和后天学习到的"复杂情绪"（如嫉妒、惭愧、耻辱、骄傲、仇恨、窘迫、内疚等）。基本情绪和原始人类生活毫不相关，复杂情绪则是从人际交流和生活经验中学习得到。由道德因素所产生的情绪都是复杂情绪。

情绪既是客观感受，又是客观反映。情绪是具有目的性，也是一种社会性的意见表达。众人一同表达情绪会成为多元的、复杂的、综合的事情。情绪会产生动机，例如：悲伤时希望找人倾诉，愤怒时会做一些平时不会做的事。情绪也是一种认知评估——留意到外界发生的事情、过分地估计本人与别人的力量对比、下意识地采取举动、策略等。

以研讨愤怒而著名的社会心理学家拉丽莎·泰登斯指出，愤怒往往有夸张和表演的性质，表现愤怒是一种恐吓和震慑对手的有效策略。夸张地表演愤怒——无论是个人的"凶悍"还是革命的"义愤"，都可以让本人（或旁观者）觉得"气势压人"或者"长本人志气，灭他人威风"。这可能是一种掩耳盗铃的心理需求和感觉，本人觉得有理，便会越发得理不饶人，哪怕根本没有道理，发了火也会像有了充足的道理。当然，这样的愤怒绝对不可能只放在心里，一定要竭力夸张地表现出来，不仅要拉高嗓门，还要做出怒气冲冲、怒不可遏的样子，揪人家的脖领子，扇人家耳光等。

当今社会不是以讲道理而是以发怒来表现正确，似乎亦成为一种普遍的现象。就连新闻报道和政治话语中也经常运用"怒斥"或"声讨"的说法，好像通过怒斥、生气、征伐就能获得公理一样。十几年前走红的《中国不高兴》，就是一本很愤怒但说理千疮百孔的书。甘地说："发怒和不宽容是正确理解的敌人。"我们当然不能把说理的欠缺全都归咎于发怒或不高兴，但发怒经常会对人的冷静考虑、理性逻辑及宽容待人产生负面的影响，却是一个不争的事实。

挪威社会和政治学家琼·艾尔斯特在《心灵炼金术：理性与情绪》一书中指出。人会因发怒而向仇恨，或因仇恨而易发怒。发怒时我们坚信："由于他们做了坏事，他们一定是坏人"。仇恨时我们坚信："由于他们是坏人，所以他们一定做了坏事"。正由于仇恨和发怒是互相转化的，公共道德在要求避免仇恨的同时，也应该要求遇事要制怒和说理。"火大"的社会一定是一个不讲理的社会，而一个不讲理、无理可讲、无处讲理的社会也会是一个人们普遍"火大"的社会。一个社会里不说理的人、火大的人越多，整个社会也越不健康。2000 多年前苏格拉底就看到，一个健康的灵魂和一个健康的城邦之间有着某种可以互相印证的联系。这个看法在今天也还是同样适用。2013 年 10 月 25 日，在温岭市第一人民医院发生的一起患者刺伤医生案件，就是对苏格拉底所言最好的印证。

2012 年 3 月 20 日，因患鼻中隔偏曲、慢性鼻炎、左上颌窦炎、筛窦炎，连恩青住进了温岭市第一人民医院，并于 2 天后接受了内镜下鼻中隔矫正术、双侧下鼻甲黏膜下部分切除术。2012 年 12 月 28 日，连恩青来到该院医务管理处投诉，表示自己术后感觉鼻孔通气不畅，要求医院解释，并再次手术。为此，医务管理处当场请来耳鼻咽喉科主任应正标会诊，应正标认为，手术效果良好，连恩青在听取解释后离开。2013 年 3 月 7 日之后，连恩青又多次来到该院投诉，提出相同的要求，多位医生和行政人员都曾为他详尽解释并悉心开导，但连恩青仍旧是不满意。2013 年 10 月 25 日，他再一次来到温岭市第一人民医院，将一把长约 30cm 的尖刀捅入三名医生的身体里，造成一死两伤的悲剧。

更令广大医务人员气愤与悲哀的事，央视《面对面》栏目曾独家专访温岭杀医案被告的"杀医逻辑"：温岭杀医案凶犯连恩青对央视记者说："我手术前的 CT 是由王云杰拍的，那我手术后我是蔡朝阳医生给我做的，差不多九个多月时间了，我的效果不好。首先我找蔡朝阳，他当时就不承认手术失败，他就说了种种，我跟他说了差不多一个半小时，他就是不承认。那第二天我没办法了，那是一个星期五上午吧，我又找回王云杰，结果呢，王云杰就说手术没有弄错，就出这个结果，那我也没办法，自作孽不可活，他咎由自取！"2015 年 5 月 25 日，浙江温岭杀医案凶犯连恩青被执行死刑。

在中国纠结、反复的医疗体制改革中，医生这个职业承受着前所未有的压力。医疗服务供给不足、失衡，医生高强度的劳动付出并未得到应有的回报，一些理论上的应得收入，亦在现实中被"灰色化"。"看病难、看病贵"状况未有实质性改善，患者对体制的怨气，向医生发泄。最可怕的后果则是优秀医生快速流失，医疗专业后继无人。"医生人人自危之时，即是国民病入膏肓之日"——医生的愤怒，是体制的悲哀。

在大街上随便打个人，警察都得出警；在医院里的医生，好像可以随便打、随便骂。"医而忧则武"，这句玩笑话，当今居然成为现实。在上海曾有一家医院专门请来公安部门的教官，为医院职工培训遇袭时的自卫方法。"你不知道什么时候会有人冲进来伤害你，医院是无法保护医生的。"全国政协委员、中国中医科学院望京医院骨科主任温建民看到拿着刀和螺纹钢来上班的同事，心情复杂。

就在温岭悲剧发生前不久的 10 月 12 日，国家卫计委刚和公安部联合下发《关于加强医院安全防范系统建设的指导意见》，要求每 20 张病床配一名保安，在重点部位配备安检、查缴管制刀具。尽管此举仅是"治标"，亦被认为很有必要。"医院的任何一个地方都是可以任意闯进去的，办公室、值班室就不要说了，就连要严格消毒的治疗室、手术室也是患者家属想进就进。医院除了几个私密的科室，每一个都是毫不设防地敞着大门。"北京同仁医院的一位医生说。

希望"设防"的背后，是医院处处潜藏纠纷。从医院管理专业毕业一年的小刘，在湖北省一家三甲医院的医务处负责处理医患纠纷。每天她都要面对难以计数的各种投诉，绝大部分是针对就医的流程、医生的态度，以及医院的物价。小刘坦言，大多数医院在就医流程、就医环境、患者情绪疏导等方面，确实做得不够，"但医疗服务的供给就是有限的，现阶段只能这样"。

一线的医护人员就此成为患者怨气的一个出口。"从挂号、缴费到各种检查，患者排了一整天的长队，最后到医生护士这里，也就是几分钟问诊时间。"北京世纪坛医院的一位医生对患者的情绪表示理解，"患者之前的一肚子火气，最后都指向医生和护士。"在医院，胸心外科、普外科，内科中的消化、呼吸、精神、内分泌、心血管科室，以及儿科和妇产科，是公认的最忙且最容易惹麻烦的科室，急诊则是最容易出事的科室。

"如果来一个胖一点的孩子，护士找血管，扎两针扎不到，家长一个耳光就扇过来了。"成都一家儿科医院的主任医师介绍，类似的事件太常见。卫生部的一份统计显示，在医疗纠纷发生后，70％以上的医院发生过患者殴打、威胁、辱骂医务人员事件；60％的医院发生过患者死后，家属在医院内摆花圈、拉横幅、设灵堂等情况；其中43.86％发展成打砸医院和医生。而每每遇到这些情况，警方的态度非常消极。北京市某三甲医院的一位医生曾遇到患者在医院走廊闹事，打电话报警，警方说："这是人民内部矛盾，我们不管。""警察对医疗纠纷的辨别判断是模糊的，解决办法是不清楚的。"中国医学科学院肿瘤医院原院长赵平亦在不断呼吁"给予医院足够多的保护"。面对医患纠纷，法律丧失了严肃性和威慑力。

多年来，每当暴力伤医事件发生后，总有人不分青红皂白地认定"医生肯定有责任"，甚至于说"医生活该"，而不是理性地从法治、道德的层面去进行分析和判断。这种认识的起因有一个社会大背景，那就是患者看病难、看病贵和维权难，但这些问题都不是医生个体造成的，也不是凭医生之力可以解决的。可是，医改的脚步还没能走得那么快，患者及社会积攒的怒火就一股脑儿地烧向了医护人员。笔者认为，不能对"白衣天使"这支队伍的职业精神、道德境界、个人追求的基本面总是持有怀疑态度，更不能无来由地肆意加以抹黑。不要让医护人员成为错误制度的替罪羊，更不该让医护人员在付出艰苦劳动之后，还要付出血的代价。

发火和愤怒是人之常情，也是社会中的平常现象。但是，人在发过火之后，不该转怒为仇，甚至恶意"记仇"。愤怒对社会的一个主要危害在于它会转变为仇恨。仇恨当然并不都是因愤怒而起,不愤怒也照样能有仇恨。在中国,长期以来愤怒与仇恨是不加区别的,因此不少国人特别容易记仇。有一点是可以预见的,如果制度不赶快完善,如果政府决策者们不去重视,今后还依然会有医生被伤害,还依然会有人对残忍的暴力表示"高兴"。到头来,受到伤害的不仅仅是医生,还有整个社会及生活在这个社会中的每一个人。医生被患者迁怒,甚至因为医疗纠纷事件而被患者杀害,这是一个文明社会的悲哀,也是一个法治社会的耻辱。

第二节　愤怒情绪的识别

伯特·海灵格(Bert Hellinger)博士是跨越20、21世纪,欧洲影响力深远的知名心理治疗师。在他所著的《爱的序位》一书中,描述出可以辨识、觉察的六种不同的愤怒,书中写道:当我们抑制我们的情绪,而且拒绝注视我们的伤痛,我们就是在作对抗自己的暴力行为。非暴力的修习就在此地,就在当下,就在辨识出我们自身的伤痛或绝望。不要在我们的情绪上制造战场,或拒绝我们的情绪;只要辨识出我们的情绪、拥抱它们,并转化它们。处理情绪的速度,就是迈向成功的速度。

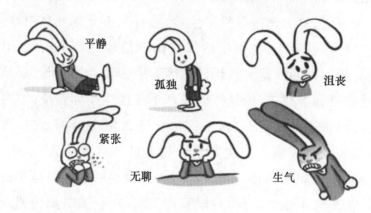

一、自然愤怒

如果有人攻击我或对我做出不公平的事,我自然会有反应,这种愤怒驱使我做出有力的反抗,而且给予适当的回应。这种愤怒是正面的,它帮助我行动,使我强壮。愤怒在这种情况之下是恰当的。当日的达成之后,愤怒也会消失。

二、匮乏愤怒

当我觉察到,我没有获得我可以或者应该获得的东西,或者是我没有要求、请求我可以或应该要求或请求的事情时,我会感到愤怒。我们会对别人生气,用愤怒来取代行动,而愤怒也就成为没有行动的结果。这种愤怒让人会有瘫痪和削弱的作用,而且通常会持续很长一段时间。

三、愧疚愤怒

当我冤枉了某人,但又不想承认我的行为时,我便会对那个人生气。我就是用愤怒抗拒自己行为的后果,而让他人来承担我的罪恶感。我用愤怒代替了自己的行动,而使得自己不需付出行动。这种愤怒使人瘫痪,变得虚弱。

四、因无为以报的愤怒

某人给予我太多,使我无法报答,这是难以容忍的,我会带着愤怒抗拒他的施与。这种愤怒以责备的方式表现、出现,或者也会以意气消沉和忧郁表示出他的愤怒,用以取代拿取、接受、感激和给予对方。愤怒也会在分离之后以一种长期持续的哀伤方式表达出来,尤其是对某个已经死去或是离去的人,假如我依旧亏欠一份接受和感激,或是无法承认自己的罪恶感及其后果的话,就会表达出这样的愤怒。

五、被复制的愤怒

有些人的愤怒是从别人那儿,或是为了别人而承受来的,愤怒的对象通常不只是由一个人转移到另一个人身上。那些承接别人怒气的人,都具有一种愤怒的特质,而且都感到自豪而正当,但他们只不过以别人的力量和正当性在行动,这只会造成失败和虚弱。而那些承接愤怒的受害者,也会在他们理直气壮、义愤填膺之下而感到强壮有力,但事实上,他还是弱的,而他的受苦也是没有意义的。

六、超越情绪的愤怒

有一种愤怒,那是德行,也是能力:警醒的、专注的执行力和危机感,勇敢且清楚地面对困难和强权。但是那不是情绪作用。必要的时候,他们也会伤害别人,却不是因为害怕或是出于恶意,而是长期训练和实践的结果,但对于那些有此能力的人来说,却是轻而易举的。

显然,愤怒是一种正常的、有时是有益于健康的人类情绪。但是当我们的愤怒达到失控的状态,并转化为具有破坏性作用的时候,愤怒就会引起许多问题,给我们的工作、人际关系,以及整体的生活质量带来负面影响。此时,我们会感觉到被一种无法抑制的强大的情绪所掌控,任其摆布,不能自拔。失去控制的愤怒中,人在言语和行为上无论对人还是对己都会造成伤害,糟糕的是这样做又于事无补。所以说,失控的愤怒既不能解决问题,又使人更加不快乐甚至痛苦。有的人很容易激怒,一触即发;有的人永远一副受气包的模样,实际上是把愤怒压在心底;有的人在这里受了气,却到别处发泄;还有的人明明是自己错了,却先冲人发火,转嫁责任。愤怒是人类天生的情绪,不管是什么文化背景、什么经历的人都会愤怒。愤怒的程度亦有轻重之分,从轻微的激惹,到出离的愤怒。总之,无论什么程度的愤怒,都是有必要化解的。

疾病是患者与医生共同面对的敌人,医患之间只有相互理解、信任,建立起和谐的医患关系,才能打"胜仗"。然而,在现实生活中,医生告知不到位,医院收费不透明,患者期望值过高,对医生不信任等现象却普遍存在,使医患之间本应亲密无间的"战友"关系变得脆弱、敏感,甚至弥漫着几许"火药味"。当患者在就诊过程中产生愤怒情绪,一旦出现医疗纠纷,这一愤怒情绪就会出离,进而失去理性,导致医患矛盾的激化。

患者到医院就诊,对医生的医疗行为必然会产生满意或者不满意二种结果。前者,皆大欢喜,无须多言。后者,轻则抱怨指责、谩骂、投诉,重则暴力相加、诉诸公堂。在普通的人际关系中产生愤怒情绪并非总能引发争端,朋友之间也会发生争吵、动手互殴,随后一笑泯恩仇的情景,但对于医生与患者,这一特殊的人际关系而言,患者的愤怒情绪所导致的代价却是高昂的。

七、愤怒产生的影响

1. 对身体的影响　患者出现紧张、颤抖、心动过速、面红耳赤、心神不定。若是老年患者有可能还会出现血压升高、心率加快等加重自身躯体疾病的症状。

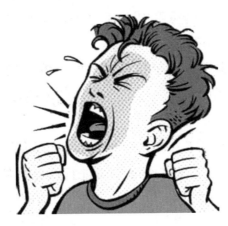

2. 对情感的影响　医患关系失和,原有信任关系破裂,患者情绪中出现怨恨、混乱、受挫、恐惧、痛苦;感到自身孤立或无助,愤怒导致患者的心理失衡。

3. 对行为的影响　患者认为自己求治失败或对医生的医疗行为提出强烈质疑,曾经的"盟友"变成"宿敌",免不了龇牙瞪眼、大喊大叫、要求医院改变现状,迁怒于医生,免不了动手,骂人。

4. 对思想的影响　认为这全是医生的错,治疗结果不应该是这样的,看病就一定是应该能看好的,而医生更应该言行一致,作为患者,我绝对有充分的权利表达自身的感受,反映自己在医疗行为中所受到的伤害。

5.对医患关系的影响　患者会拒绝医生给予的解释或者一味地抱怨指责医生,更有甚者,有可能要报复、伤害医生。医生和有关的医务人员都需要谨慎小心地与患者进行沟通,但双方之间已无法信任彼此。

八、常见患方愤怒的类型

1.爆发型　患者本身就属于脾气暴躁、情绪不稳定的一类人,加之在就诊之前等待了很长一段时间,此类患者一旦对医生的医疗行为不满意,那么,患者的情绪就会异常激动,暴怒,爆粗口,甚至出手伤人。

2.隐忍型　这一类型的患者就如同前边所述的"受气包",但实际上是把愤怒压在心底。尽管患者内心有一万个愤怒的火球,但仍然表现平和,对真实情绪进行不露痕迹的掩藏。

3.嘲弄型　此类患者属于较高素质的人群,当其愤怒时,依然还能面带微笑,用拐弯抹角的方式来宣泄自己的不快情绪,明嘲暗讽,指桑骂槐。

4.破坏型　患者属于点火就着的人,丝毫不能控制自己的情绪,一旦对医疗行为不满意,其往往通过破坏进行愤怒情绪的发泄,基本上在其火力爆发的那一刻,是无法与其进行任何沟通的,只有自保后报警,寻求警务救助。

5.絮叨型　多见于老年或慢性病患者,由于患者自身所患疾病难以根治,伴随着健康的失落,年龄的增长,患者的躯体处于每况愈下的阶段,致使患者产生强烈的丧失感、自卑感,其内心总是会感到嫉妒、不平、委屈,需要通过倾诉来发泄这种无助的愤怒情绪。

如果医生与患者之间总是以这种愤怒的姿态对待彼此,那么医患关系永远和谐不了。患者排了三四个小时的队挂号、候诊,而医生却只能给他3分钟的就诊时间,患者生了病本来心情就不好,花钱、花时间就是想在医院获得一个良好的医疗服务,而医生却如此不耐烦,只看了3分钟时间就让他离开。抓不住医生的小辫子就算了,一旦患者抓住了,怎能不狠狠地打击一下医生，所以，医疗纠纷变得越来越多，医生忙得没了边，有时还莫名其妙地被骂，医患之间的症结如何解。

愤怒情绪作为一种负性情绪，它会引起一些不良的社会后果及心身健康问题，近年来国内外已有研究者们开始关注于愤怒情绪的干预研究，而大量的干预研究结果所使用的都包含认知、行为成分或两者相结合的方法。认知行为治疗是当代众多的心理治疗流派当中被研究最多的，也是公认的对于情绪障碍最为有效的心理治疗方法。

认知理论认为，个体对外部事件的想法、解释和自我陈述对其自身的情绪和行为功能有很大的影响。个人的情绪困扰起因于认知扭曲，即对实际情境或事件予以歪曲或错误的解释。已有不少研究者对易愤怒个体在认知内容方面产生的偏差进行了研究。如 Hazebroek 等指出高愤怒特质被试比低愤怒特质被试对模糊情境（激怒意图不明确的情境）所做出的愤怒反应更明显，更倾向于作有意归因，更容易愤怒，并产生敌对的报复行为。高愤怒特质个体会更多地责备对方，更容易将另一个人看作是敌对的一方，将消极事件认为是与他们自身的利益有关而比低愤怒个体更容易对同样的事件做出愤怒反应。当激怒情境的意图并不明确的时候，高特质愤怒个体的这些评价偏见更为明显。但这些研究成果尚未出炉或只停留在研讨阶段的当下，在日常医疗服务过程中，有效识别患者的愤怒情绪，是及时化解医患矛盾，避免发生恶性伤医事件的首要任务。

第三节　愤怒情绪的应对

【案例资料】

某女，年龄 50 岁。23:00 时左右由于肚子痛并伴呕吐不止被丈夫送往医院急诊科就诊。患者在入院时由于疾病显得非常痛苦，双手紧紧捂住肚子并大声地喊叫。医生在接诊后随即对其进行了体格检查，并对其安排做了相应的抽血检查和 B 超检查，各项检查结果后等待检测结果。就在这一段等待期间内,由于患者腹痛加重及等待时间较长,患者开始辱骂医护人员,家属也表现出了愤怒,对医护人员提出了立即使用止痛药的要求。由于患者家属缺少足够的医学常识,医护人员也可能由于手头工作繁忙,对于患者家属所提要求只回复了一句:"止痛药是不能随便使用的,只能等到检测结果出来之后才能对症下药",随后,便去处理一名病情更严重的患者。患者由于被病痛折磨显得痛苦不堪,患者家属见状情绪更加激动,对医护人员咆哮道:"人都快不行了,还要等什么检测结果,你们医院是救人还是杀人啊!难道你们就没有一点职业道德吗!"对于患者家属的这一无理取闹行为,医护人员因忙于照顾其他急诊患者而没有过多理睬,由此,更加激怒了患者家属,其行为也更加激动,直接过去拉扯正在给其他患者输液的护士,"你们是眼睛瞎还是耳朵聋啊,患者都快死了,你们一点儿都不着急,不给我们马上治疗你们也别想照顾其他人,另外我还要将你们医院的种种恶行告诉媒体曝光,我们只是一个简简单单的肚子疼,你们医院要搞出这么多花样,做各种乱七八糟的检查,抢劫啊!"护理人员依然忙于眼前患者的配药工作,并回复"我们用药是需要严格执行医嘱的,医院药物也不是随便乱用的",患者家属:"我不管你们那些乱七八糟的规定,总之我要你们马上救人。"

患者腹痛难忍,家属心急如焚,身为医护人员完全可以理解,但是在患者各项检查结果未知的情况下,贸然给患者用药是绝对不允许的。在急诊科工作的医护人员,每天都会面对各种各样前来求治的急症患者,对于他们而言,这名患者的病情可能并不算危重,而对于患者及其家属来说,每一次的腹痛都是会加重他们的焦虑与担忧之心,在求治未果的情况下,上述情感很容易就会转变为愤怒情绪,若医护人员不能及时觉察到患者的情绪变化,那么,这一愤怒情绪就会进一步升级,并引发更加激烈的医患冲突。以下结合上述案例资料中患者和其家属的情绪变化,以问题发展过程为基础,借鉴 Calgary-Cambridge 医患沟通指南,应对患者及其家属的愤怒情绪。

一、沟通开始阶段

本阶段所要实现的目标是为避免患者的愤怒情绪进一步升级,建立一个具备支持性的环境和融洽的氛围,具体沟通技巧包括了以下几点:

1. 为更好地稳定患者或家属的愤怒情绪,首先布置一处便于沟通的环境,比如舒适、安静的会议室,同时在沟通过程中对患者所患疾病等问题抱以积极的心态对待,并向患者或其家属表示会立即进行处理。

2. 医护人员的自我防范,在所设置的沟通环境中不要存在可能对人身造成危害的物件,比如所常见的玻璃器具(玻璃杯等)和刀具等,另外,设置固定式的椅凳,在沟通过程中医护人员要坐在靠门的位置。

3. 寻找患者或家属愤怒情绪产生的原因,让患者或家属发泄不满情绪,通过与患者及家属的沟通交流,了解其产生愤怒情绪的根本原因,并根据原因及患者和家属的性格特征选择相应的应对技巧,适当采取一些措施来有效地缓解患者及家属的对立情绪;向其询问一些愉悦的事情,成功实现患者愤怒点的转移;对于一些无理取闹者,通过运用强硬的专业知识来获取主动权,对患者愤怒情绪进行压制;另外,针对部分患者、家属对医院所采取的医疗行为存在疑问的问题,医院应立即对其进行明确清晰的解释。

针对上述案例,医护人员可以先将其安排到一个单独的、安静的病房内进行观察,并帮助患者摆好一种能够有效缓解疼痛的体位,安抚患者家属的情绪,为其倒杯热水,医护人员常伴其身旁,便于同家属及时地沟通,不时观察患者的病情。在本案例中,家属暴怒的原因主要就在于医护人员未能对患者进行及时救治,没能尽早地让患者减轻痛苦,因此,医护人员要采取立即解释的方法来有效平息家属的愤怒情绪。如平和地向家属介绍造成患者腹痛的多样化原因,向其说明在未确定具体原因之前如果乱服药不但不会减轻患者痛苦,还有可能使患者病情出现更加严重的后果。

二、信息采集确定需求阶段

本阶段的主要目的就是为了更好地采集到准确的信息,并设身处地地为患者及其家属考虑,具体的沟通技能包括以下几点。

1. 学会倾听　对患者的问题持以关心的态度,找到解决问题的着手点。对于患者或家属提出的问题,即使无理取闹,医护人员也要认真对待,在倾听的同时也要给予实时的反馈,同患者或家属保持适当的目光接触;在同患者沟通过程中要保持一种水平的位置,并结合实际情况可给予一些适当的如握手、抚摸等肢体触语。

2. 正确使用提问技巧　在沟通过程中针对情绪暴怒的患者,要适当地给予其礼貌性地打断,掌控住患者情绪,使用诱导性问话对其进行提问,争取让患者在最短时间内表达完自身想法。

3. 共情技巧的应用　医护人员首先要理解患者或家属的心理感受,适时做出回应,必要时可以礼貌性地让患者或家属重复自己的想法,沟通过程中医护人员要针对患者问题解决的方法进行思考,沉稳冷静,亲切而又友善。

在本案例中,虽然经过上一阶段的解释,患者家属的情绪会稍有稳定,但依然会存有不理解的情绪。家属:"我们只是简单的一个肚子痛,为何要弄得这么复杂,做各项检查这不是耽误治疗吗"对于家属这种不理解的情绪,医护人员可以温和地向家属进行解释:"先生,我们非常理解您现在的感受,但在检测结果出来之前,我们确实不能给您妻子乱用药,这样吧,我去给您找个热水袋先给您妻子热敷一下,暂时缓解缓解痛感,等检测结果出来,咱们再对症下药,您说好不好?"家属在沉默一段时间后,又去找医护人员:"我还是觉得你们那些所谓的检查实在是没必要,要是那些药能够治疗这个病,我们也完全没必要来医院,何况现在你们医院现在就是这样,逮住一个宰一个。"通过对患者家属这段话的理解,可以明确看出家属之所以出现愤怒情绪的真正原因,就是觉得医院对患者所进行检查项目太多了,导致自己承担了许多无谓的花销,对医院的信任严重缺失。

三、解释并建立关系阶段

本阶段的主要目的就是获得患者及家属的理解,促使他们在内心树立一种对医护人员的信任,并建立起一种长期的合作伙伴式关系,具体的沟通核心技能有以下两点。

1. 针对患者的疑问从专业角度进行解释　对于患者的愤怒情绪,如果是由于患者知识缺乏或失误所导致的,那么就需要医护人员从专业知识的角度对其进行诱导性的解释,取得患者及家属的理解。

2. 尊重患者及家属,建立起一种相互理解和信任的关系　在沟通过程中,医护人员的态度务必真诚,注意措辞并适当地稍加停顿,留给患者足够的反应时间,同时,对患者情绪进行紧密关注,多运用一些鼓励性和安慰性的语言,多给予患者关心和疏导,从而有效平息其愤怒情绪。

在上一阶段中,医护人员已经明白患者家属之所以会愤怒的真正原因,因此,就可以从专业角度给患者家属进行解释,向其介绍每一个检查环节的必要性,以及同患者所患疾病的关联性,在解释过程中要运用通俗易懂的语言,以保证患者家属能够听明白。另外,针对患者家属所产生的误解,也要给予一定的解释。现代医院发展轨道越来越正规化,并且都是以患者为中心,是绝对不会只顾利益而忽视患者感受的。

四、沟通结束阶段

作为最后一阶段,主要目的就是有效地保证解决措施的顺利完成,实现对患者或家属愤怒情绪的成功解决,主要核心沟通技能如下。

1. 医患共同确认解决方案,并确认下一步的行动　在沟通过程中针对患者出现的愤怒情绪要立即采取解决方案,并且能够确保获得患者及家属的认同,用最快的时间尽最大的努力去完成,争取做到让患者及家属满意,对于不能立即解决的问题,要向患者或家属从专业角度阐明原因,以真诚的态度来获取患者或家属的理解和支持。

2. 确认患者无其他问题　在对患者家属提出的问题完成解决后,询问其是否还需要医护人员提供其他相应的帮助,从而有效地消除患者及家属在其他方面的忧虑。

3. 医患之间建立起一种发展性的支持关系　在对患者和家属沟通结束时,适当地对他们进行相应的健康教育,促使患者和家属对医院、疾病、医护人员等有一个正确全面的认识,并有效提高他们的自我防护能力,建立起一种长久合作的医患关系。

4. 结束时向患者及家属致谢　待患者检测结果出来之后,由医护人员陪同家属去找患者的主治医师进行诊治,在确定治疗方案后,医护人员严格按照医嘱要求对患者进行处理,另外,将一些注意事项向患者及家属交代清楚。最后,向他们表示由衷的感谢,以示尊重和对所述问题的认可,并欢迎他们向医院提出合理性意见。

同处于愤怒情绪中的患者及家属进行沟通,首先需要医护人员具备高度的责任意识和真诚的态度来对待患者及家属,将"患者第一"的理念真正落实到实处。从上述案例当中,医护人员应该有所感悟"患者之事没有小事",在患者需要时,医护人员应尽可能高效地为其提供相应医疗服务和认真的解释说明工作。当遇到愤怒情绪的患者或家属时,首先护理人员要保持足够的冷静,学会倾听,如果其中确实存在误会,要及时进行解释,消除误会,缓解患者情绪;对于一些不能控制的愤怒场面,医护人员要适当地转移冲突现场并积极地寻求帮助,沟通过程中不要同患者或家属进行争执,因为争执只会让矛盾激化,从而导致更为严重的局面,给问题解决带来极大的难度。在解决过程中,如果处于愤怒情绪当中的患者或家属持有攻击性器具如刀等,医护人员要与安保人员采取合作,最大限度地保护自己。

第四节　化解愤怒的方法

中医七情中,怒是负性情绪中最不可忍受、对人际关系与社会和谐影响最大、与疾病发生关系最为密切的情绪反应之一。愤怒情绪本质上是人类潜意识应对外界的一种心理防御。当一个人在精神上感受到他人对自己价值与人格的否定时，愤怒油然而生。愤怒的存在是为了让人们在打击中受到更少的伤害，但这也是以封闭内心作为代价的。患者是有权利愤怒的，特别是当医患沟通之间产生阻碍导致沟通中止时，而患者采取别的渠道泄愤时，作为一名医生，真正成熟和有勇气的做法不是回避患者的愤怒情绪，而是在其产生愤怒的地方解决愤怒，尽量找机会心平气和地化解患者的愤怒情绪。

在很多时候，患者是在用愤怒情绪掩盖自身的许多感觉，而正视这些感觉才能积极应对问题。医生应努力稳定和控制局面，让自己保持镇静，降低音量，放慢语速，尝试着与患者进行交流。同时，医生还需要控制住自己的情绪，不要被患者的坏情绪所传染，更不能跟着对方的情绪走，必要的时候医生应暂时离开，让处于愤怒情绪中的患者好好冷静一下，避免与患者发生正面冲突。不可否认，愤怒情绪是医患之间最难处理的一种情绪。

当患者或家属的愤怒情绪在现场燃起"战火"时，他们往往情绪激动，大吵大闹并在现场引起围观，有时还会引起其他患者的打抱不平。这时，首要任务是想方设法让医患双方分开，以维护医疗秩序，保护医护人员安全。尝试让患者离开现场，或请患者或家属到办公室坐下商谈，耐心倾听他们的诉求，让其尽量宣泄怒火，直至逐渐息怒。愤怒，会像烈性传染病一样，具有强烈的传染性。无休止的愤怒会使所有的人，特别是当事的医护人员付出巨大的代价。因此，迅速化解患者及家属的愤怒情绪，尽量用婉转的语言与患者沟通，适当使用安慰、劝说性的语言，让患者感到自己得到关心，从而愿意理解和信任医疗机构。

俗话说，一句话能使人跳起来，一句话也能使人笑起来。医务人员应善于通过语言交谈，同患者沟通思想，建立感情，取得他们的信任。采取：人进我退，人躁我静，人急我慎，人热我冷的方针。要以患者的心态去体验、理解他们的心情，切忌同步急躁。要保持头脑冷静，理清思路，多记多听，少言慎言，避免二次激惹。尤其是对待那些处于敌对暴躁中的患者。首先不要直接回答、回应患者的提问或牢骚抱怨。患者在情绪激昂的时候往往不够理智，这时医务人员任何不礼貌的回应都可能造成火上浇油的后果。在沉默对待患者抱怨一段时间后，患者情绪会自然平静下来，然后再进行后面的工作。如果暴躁的是患者家属，而患者本人因为疾病或者其他打击而心情抑郁，呈沉默、呆坐等状态，这时医务人员可以避开家属的吵闹，转而关注患者。例如，给患者关怀，询问患者感受，给患者倒杯热水等，当家属看到医务人员如此热情关心患者时，极有可能被打动，从而对医务人员产生好感或感激，暴躁激动的情绪随之消失了，矛盾也得到了缓和。

对待那类喋喋不休、谩骂指责的患者，医务人员不要轻易与之搭话，而要避开其话题，直接询问患者的问题所在的。然后默默地为其办理相关事宜，完毕即请其离开。不少患者只顾自己说话，往往对医务人员的询问充耳不闻，这时不妨大声提醒几句。还有一种患者，可能因为疾病、年老等原因，呈现一种病态的"多语"。这时可以试用近乎怒斥的语调给予患者强烈的提醒，如："您到底要我们给您做什么？"较强的声响刺激会使患者停止思维，将注意转移到现实事件上来。

若患者属于那类多疑且戒备心理比较强的人，医务人员首先要弄清楚让患者产生愤怒情绪的原因是什么，通过询问了解患者病情及所患疾病，初步判断患者提出的问题是否合理。若患者的问题明显是由于对医学的无知或误解产生的，则可以采取认知领悟疗法，向患者讲解其所患疾病的医学常识。医务人员在实施认知领悟措施时，必须拥有足够的医学常识，如果对疾病不够了解，可电话咨询相关医生或专家，请专家代为讲解，并向患者说明情况。如果患者提出的问题确有调查必要，则要给予患者更多的支持和鼓励，以消除患者多疑、戒备的心理，避免患者产生更多的埋怨及其他消极行为，如报复医护人员等。

美国沟通学专家保罗·蓝金研究显示，听、说是人们最主要的沟通方式，而能言者不如善听者。当医生面对愤怒的患者时，只要患者理智尚存,医生就应当耐心地倾听患者的抱怨,与患者保持眼光接触,不要做出漠不关心的表情,避免与患者发生争辩,用心聆听患者对本次治疗的基本需求,并适当地重复以确认问题,以示对患者问题的重视,从而获得如何化解患者愤怒的重要信息。患者在医疗行为过程中偶尔产生愤怒情绪是正常的,甚至可能还会产生有益的影响。愤怒可以调动医生的积极性,促使其采取有效的医疗行动,帮助患者解除病痛。患者,用建设性意见所表达出的愤怒,可以让医生明确了解患者希望向外界说明自身担忧的是什么,以及求治的需求。

20 世纪 90 年代,世界卫生组织(WHO)正式提出要培养"五星级医师"的要求,即现代医师应该是:健康提供者、医疗决策者、心理交流者、社区领导者和组织管理者。对于医生来说,需要深切体察患者的痛苦,走出"技术崇拜"的误区,让医疗行为更加富有人文精神。任何一个患者,都是有血有肉有感情的生命,而不是一个简单的疾病载体。医生应秉承自身职业素养,面对患者的愤怒情绪与强烈质疑时,首先代表医院向患者表示歉意,以显示给患者解决问题的诚意。表示歉意并不代表医生承认医疗行为存在错误,这是一种医者的风范,彰显出医生的执业涵养,实践证明,适时地表示歉意有利于患者愤怒情绪的化解。

患者是医生的服务对象,也是医疗行为所要围绕的核心,医生不能把患者单纯地当作疾病的载体。医疗行为也绝不仅仅是医生诊断和治疗疾病的过程,重要的行为还包括医患之间的交流、沟通、帮助、安慰。《论语·卫灵公》中有这样一段叙述,记载了子贡和老师孔子的对话:"子贡问曰:有一言而可以终身行之者乎? 子曰:其恕乎! 己所不欲,勿施于人"。在日常的医疗工作中,如果医生能做到"医所不欲,勿施于患者","医欲立而立患者,医欲达而达患者",并以此作为医者行医的终身信条,那么,医院的医疗质量,医生的服务态度肯定会有很大的改善,患者的满意度也会因此而提升。

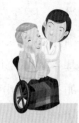

第11章

医疗行为之如何应对暴力

　　据中国医院协会的一项最新调查显示,我国每所医院平均每年发生的暴力伤医事件高达27次。在即将过去的2016年,医患关系矛盾愈演愈烈,患者辱骂殴打伤害医生的事件,几乎每天都能听到,事件的发生频率令人咂舌。往往一起医闹事件风波还未平息,就被新的医闹事件所淹没。每起伤医闹医事件的发生,都伤害到广大的医护工作者和普通群众的感情,最终对医疗大环境产生不可预计的破坏。

第一节　当前伤医事件现状

　　据媒体公布的最新医师执业状况调查,中国78％的医生不希望子女从医。许多医护工作人员在给患者看病时,都会在心里提醒自己:面前的这个人,尽管此时此刻彬彬有礼,但下一秒钟就可能成为一个可怕的敌人,轻则把自己告上法庭,重则伤害自己的性命,甚至出现了一旦遇到病情稍重的患者就无人敢接的悲哀状况。大量医生逃离医疗行业,医院弥漫的暴戾之气,既伤害了医务人员的感情,也令社会各界深感忧虑。医闹事件的频繁发生将医患关系推上了风口浪尖,这不仅影响其他患者正常就医,而且对社会的影响也是致命的。

一、2016 年出现的社会影响力较大的医闹、伤医和辱医事件

案例一

2015 年 12 月 28 日北医三院收入院一名 34 岁的高龄产妇杨女士，妊娠 26 周（自然受孕），高血压合并子痫前期，既往高血压病史十余年，胆囊结石等。2016 年 1 月 11 日突发主动脉夹层破裂，经抢救无效死亡。之后，家属数十人聚集并滞留北医三院产科病房，在病房大声喧哗辱骂，打砸物品，追打医务人员，严重扰乱北医三院正常医疗秩序。1 月 14 日，死者生前单位中国科学院理化技术研究所（简称中科院理化所）致函北医三院，请求该院对杨某离世的原因做出公正透明翔实的调查。在警方的主持调查和卫生主管部门的协助调查之下，产妇死亡事件已经进入法律程序。

医疗纠纷发生后，单位站出来致函医疗机构替医闹撑腰，在外界看来，这不是普通的单位，而是站在当前中国科研前沿的中科院，另一方则是中国在妇产科领域属于顶尖的北医三院，堪称"巅峰对决"。这件事的出现，也让整个医学界认识到一个残忍的真相：医闹几乎已经成为整个医学界的常态，连这些顶尖的三甲大医院也不能幸免。

案例二

2016 年 3 月 11 日，患者王某杰（男，10 个月）因胸部感染被送往深圳龙岗区平湖人民医院救治，后因病情严重转至深圳市儿童医院治疗，于 3 月 13 日凌晨死亡。3 月 14 日下午王某杰家属组织十余人在平湖人民医院大厅内举横幅、烧纸钱，推搡殴打包括主治医生在内的多名医护人员，并强迫主治医生下跪烧纸钱。龙岗公安机关以涉嫌寻衅滋事罪已对相关人员刑事立案。深圳市人民检察院侦监部门已提前介入侦查活动。

案例三

2016 年 5 月 5 日下午，广东省人民医院口腔科主任医师陈仲伟在

家中被一男子持刀刺伤,经数小时抢救无效身亡。与此前多起医生被袭事件不同,陈医生的不幸逝世在医疗界、乃至社会引发了极大的反响,人们纷纷以黑丝带作为头像以表示哀悼。此次伤医事件发生在家里,犯罪嫌疑人为陈医生25年前的病患,原因为荒唐的"牙齿变色"这些微不足道的因素,使广大医生感同身受,并在医生群体中迅速引发共鸣。

案例四

2016年5月18日,13时40分左右,邵东县人民医院发生一起患者家属殴打医生事件,被打医生王俊抢救无效死亡。

案例五

2016年7月21日下午,河北省衡水市第四人民医院医生刘广跃在诊室内被人砍伤后死亡,刘医生右侧颈部、肩胛骨被砍断、胸骨被砍断、右臂手肘被砍断,大腿四处伤,腹部三处刀伤,因颈动脉破裂失血过多而死亡。

案例六

2016年10月3日上午9时30分左右,山东莱钢集团有限公司医院李宝华医生在工作中被人用刀袭击,生命垂危,经全力抢救,因伤势过重,李宝华医生于3日下午5时抢救无效死亡。

案例七

潍坊一名女子剖宫产后寝食难安,后经检查,发现医生"遗忘"了一块纱布在腹内。医院解释,该产妇系瘢痕子宫合并前置胎盘,采用纱布止血和缝针并非"事故",而且是常见的医疗措施。尽管纱布已经取出,但产妇仍然拒绝出院,并向媒体曝光。

人民网舆情监测室统计,2016年发生较为典型的伤医案件42例,发生医闹人数超过230人,共约60名医务人员受伤或者死亡。9名重伤,5起致伤医务人员死亡,个别案件有患者家属组织百人围堵医院,影响恶劣。

二、针对伤医、辱医事件,国家卫生部门发出的专项文件和通知

1. 1986 年 10 月 30 日,卫生部公安部第一次联合发布《关于维护医院秩序的联合通知》。

2. 2016 年 3 月 30 日,四部委下发当时被媒体和社会各界称之为世上最严厉《关于进一步做好维护医疗秩序工作的通知》。

3. 2016 年 6 月 30 日,由国家卫生计生委、中央综治办、中宣部、中央网信办、最高人民法院、最高人民检察院、公安部、司法部和中国保监会 9 个部门联合以〔2016〕34 号文件形式下发的《关于印发严厉打击涉医违法犯罪专项行动方案的通知》。

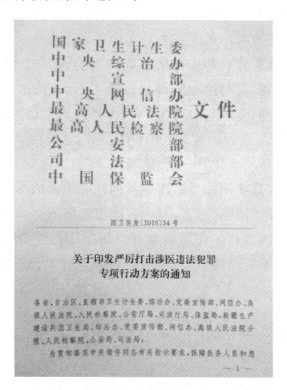

4. 2016 年 7 月 8 日,国家卫生计生委、中央综治办、公安部、司法部 4 个部门联合召开严厉打击涉医违法犯罪专项行动视频会议,部署落实

9部门联合印发的《关于严厉打击涉医违法犯罪专项行动方案》,自2016年7月起开展为期1年的打击涉医违法犯罪专项行动。

当下,医疗生态环境的严重恶化已远远超过了行业的自净能力和自我修复能力。面对医疗环境恶化、医生的被攻击,需要患者和整个社会都应该和医生站在一起,共建医患和谐,没有谁是局外人。需要铁一样的法律和制度的保证。有法必依,执法必严。而最关键最根本的无疑是政府应该承担更大的责任。首先,2016年以来,行动关键词是四个字:严打、严防。严打是指依法严厉惩处涉医犯罪,包括公安机关要采取果断措施,对殴打医务人员、严重扰乱医院秩序依法处理,人民检察院对伤医安检及时受理,人民法院及时审判,以及对社会影响恶劣案件依法从严惩处。快审快判,还要快报。严防,首先是指发挥现有法律法规的教育、传递和震慑作用,引导公众、教育公众,既要维护自身权益,也要守法,不能因任何理由对医务人员人身安全造成伤害并扰乱医疗机构政策秩序。其次,提高医疗机构安全防范能力,尤其是在急诊及就医高峰时段和场所。同时提高医疗质量,加强医患沟通,预防医疗纠纷。从一次又一次的《通知》和《专项行动方案》来看,暴力伤医事件并不减少,仅仅靠加大打击暴力伤医的力度,效果不佳。虽然这样的行动是十分必要的。目前的医疗环境恶化,医患矛盾突出,医患严重对立,看似医疗领域的问题,归根结底是我国社会转型期各种社会矛盾的集中体现。这个问题不解决,即使媒体闭嘴,患者不吭声,医患矛盾不会因为悲鸣和发泄而减少。而伤医辱医屡打不止愈演愈烈原因上面已经分析。所以要取得打击涉医违法犯罪行动的顺利,唯有"打防结合",才能达到标本兼治的效果。

第二节　伤医事件发生的原因分析

一、患者维权意识增强,维权方式不当

随着法律知识的普及以及新兴媒体的宣传,患者在遭遇治疗问题时

已不再是过去的唯医命是从,而是认为既然花钱看病,医院就应该把病治好。有的患者和家属对医疗工作特殊性缺乏认识,一旦花了钱但病未治好,就认为院方有责。部分患者和家属法制观念淡薄,不懂得也不愿意通过正常法律途径解决纠纷、维护权益,而是采用非法手段维护自身利益,导致医患纠纷恶化,引发治安问题,甚至引发群体性、极端性事件。

二、医患缺乏沟通理解,患者诉求渠道不畅通

患者在就医时心情往往十分焦急,希望得到医护人员的安慰。个别医务人员服务意识淡漠,缺乏对患者的同情心,在工作中解答患者问题不耐烦、简单生硬,缺乏与患者沟通的技巧,容易使医患双方产生信任危机,进而导致伤医事件的发生。

三、舆论导向失之偏颇,负面作用影响较大

医疗界与其他行业一样,均存在技术和服务等方面的不足。一些医院在管理方面出现许多问题被媒体曝光,过度放大了医疗体制及医疗服务方面存在的问题,致使医疗机构在群众中的信任度明显下降。新闻记者未必熟悉医学专业知识,加之同情弱势群体的心理作祟,使得部分媒体对医疗纠纷的报道带有一定片面性,社会舆论一般会偏向患者方,在一定程度上误导了群众,加深了医患矛盾,成为诱发犯罪的因素之一。再加上部分患者及家属对医院和医学的理性认识不够充分,习惯把"闹"作为解决医疗纠纷的捷径,给处置工作带来较大难度。

四、少数医生违反规章制度和操作常规

受经济利益驱动,为患者开大处方,拿药品回扣,甚至让患者做不必要的检查,这些不正常的行为败坏了医生在患者心目中的形象,久而长之,使患者对医生的不信任感和不满上升。

五、医院公共安全保障缺位

在有的医闹事件中医院多次报警,警察的答复是:"死人了,还不让

人家闹闹?"公安部门经常解释,他们不负责处理医疗纠纷事件。有法不依,有令不行,这是典型的消极不作为。

六、法院乱判问题

涉及医疗纠纷的诉讼,一些法院总是罔顾医学科学常识,多从同情弱者的角度判决医院高额赔偿。被杀害医生的家属所得到的经济赔偿远远低于医疗纠纷对患者的赔偿,对罪犯没有形成有效的震慑力,却形成了"闹医无罪,杀医有理,医生该杀"的错误导向。

第三节 美国暴力伤医事件情况综述

一、美国暴力伤医事件情况简介

美国劳工统计局(BLS)的报告显示,1996—2000年,医疗健康领域共发生69宗凶杀案。虽然,工作场所杀人可能会吸引更多的关注,但绝大多数是非致命性。BLS的数据显示,在2000年48%的非致命性职业攻击发生在卫生保健和社会服务领域。而这些事件又绝大多数发生在医院、护理和私人护理场所,以及养护服务领域。护士、护工、护理员和陪护遭受的伤害大多数是非致命性攻击。

二、医务人员在工作场所中面临暴力因素分析

医疗保健和社会服务工作者面临的工作场所暴力有以下诸多因素。包括:在患者、家人或朋友中枪支和其他武器的流行;警察和刑事司法系统越来越频繁地利用医院照顾罪犯或敏感喜暴力的患者;越来越多的急慢性精神病患者出院后没有得到后续护理(这些患者有权拒绝用药,也不能强制住院,除非他们构成直接威胁自己或他人的行为);医院、诊所和药房的钱和药品,使它们成为抢劫的目标;有些因素,如门诊和医院中不受限制的人员流动和长时间的等待,导致患者因不能及早得到需要

的治疗而失望;医院中有越来越多的帮派活动,药物或酒精滥用者,外伤疼痛患者或悲痛欲绝的患者家属;工作人员较少而患者活动又增加的时候,如用餐、访问时间,运送患者的时候;医护人员在单独检查或治疗患者的时候;医护人员独自在偏远地区工作,缺乏设备或援助的时候,如通信设备或报警系统(在犯罪率高的环境中尤其如此)。医护人员缺乏识别和管理具有敌意和攻击性行为的培训;光线很差的停车区也容易发生袭击事件。

三、美国《医疗和社会服务工作者防止工作场所暴力指南》指导如何防范暴力

2004 年,美国职业安全卫生管理局(OSHA)就颁布了第 1 版《医疗和社会服务工作者防止工作场所暴力指南》,该指南就如何建立一个安全的医疗环境,避免和防范暴力侵入,提出了可操作的指标。

(一)根据《指南》,各医疗机构做出了相应的培训目标和培训计划

为了确保计划的有效性,医院领导层及一线医务人员必须统一战线,均要求小心遵守《国家劳工关系法》。医院管理层承诺、全体最高管理层参与,为工作场所暴力事件的有效处理提供动力和资源。关心的主要内容包括:关心一线医务人员情绪和身体安全健康;同等重视医务人员与患者的安全和健康;责任划分,以确保所有的科主任、护士长和普通医务人员明白自身的责任;分配适当的权力和职责;维护责任制度,涉及院长,科主任和一线医务人员。建立完善的医疗和心理辅导项目,让医务人员有途径汇报自身经历或所见事故。

(二)一线医务人员积极评价、参与、反馈暴力预防发生情况

一线医务人员能够参与、反馈相应情况,主要包括:了解和遵守工作场所暴力预防方案和其他安全保障措施的规定;积极、及时、准确地报告暴力事件;当面对暴力事件或安全问题时,配合委员会行动,检查设施和对战略的矫正做出回应;积极加入继续再教育项目,包括应对不断升级的躁动,攻击性行为或犯罪意图的技巧。

（三）医疗机构通过工程措施、行政和工作实践，以防止或控制这些危害

通过系统的现场分析确定危害的存在后，医疗机构通过工程措施、行政和工作实践，以防止或控制这些危害。如果出现暴力，预防未来的事件 post-incident 响应可以是一个重要的工具。医疗机构积极改进设施以消除安全隐患，主要包括：安装和定期维护报警系统等安全装置，应急按钮，手持报警或噪声的设备等；安装或手持式金属探测器，在适当情况下检测枪支、刀具或其他武器；在高风险地区采用 24 小时闭路录像为监控；将曲面镜设立在走廊交叉口或隐蔽的地方；确保护士站或深层服务柜台设有防弹、防碎玻璃；在紧急情况下为员工提供"安全房"掩护；建立刑事患者单独房间；为患者提供舒适的等候室，尽量减少情绪上的应激可能性；确保咨询或护理患者的房间有两个出口；禁止闲杂人等出入医务人员咨询室和治疗室；在会客室或容易出现暴力的场所使用的家具尽量是轻的、无棱角、贴在地板上，如果可能的话，少用相框、花瓶、烟灰缸等；为医务人员提供可锁定和安全的卫生间，并和患者、其他人员分开；按照当地的消防规范，锁上所有未使用的门来限制访问；保持室内和室外灯光明亮；更换烧坏的灯和破碎的窗户和门锁；维持好车辆使用的秩序。

（四）加强教育和培训，让每个员工都应该明白的"普遍预防暴力"的概念

加强医务人员的培训、教育，以确保所有医务人员都意识到潜在的安全隐患，以及如何通过既定的政策和程序，以保护自己和他们的同事。让每个员工都应该明白的"普遍预防暴力"的概念。也就是说，暴力是可以预料到的，并可以通过事先准备来避免或缓解。频繁的训练还可以减少被攻击的可能性。可能面临安全隐患的员工应接受与单位或工作设施有关的特殊危险性的正式指令，这包括通过伤害种类的相关信息或在设备上发现的问题和方法来控制特定的危害，它还包括通过指令来限制工作场所争吵来减少物理干预，除非足够的工作人员或应急队伍和保安人员可用。此外,所有员工应接受培训,当一个事件发生时,对同事应抱以关怀之心。

培训应涵盖的主题包括:工作场所暴力预防政策、引起或导致攻击的风险因素、早期识别激化的行为或信号或对方可能要袭击的情况、防止或减弱攻击行为的方法,管理愤怒情绪和适当地使用药物约束、建立一套标准的响应暴力现象的行动计划,包括援助、报警系统和通信程序;除了患者和客户外,如何面对其他施暴人,如亲友及访客;用先进的行为控制方法和安全手段来制约施暴人;安全设备的位置和操作,以及所需的维护计划和程序,如报警系统;保护自己和身边的同事的方法,包括使用"伙伴系统";写报告和做记录的政策及程序;提供多元文化、多种类的信息,以提高员工在种族和民族问题上的灵敏度;遭受暴力事件或受伤后提供医疗护理、心理辅导、劳工赔偿或法律援助的政策和程序。

(五)制定暴力的预防计划和评价记录

暴力预防计划的记录和评价对于确定其整体效率和识别任何缺陷或变化是十分有必要的。医院管理者有必要对安全措施进行评估。高层管理人员应定期审查程序,对每个事件都要定期进行评价和评估。责任人(包括科主任、护士长、一线医务人员)应定期重新评估政策和程序来识别缺陷并积极纠正。

评估程序主要包括:建立一个统一的暴力事件报告系统和定期审查报告;医务人员安全和健康会议的会议记录;分析暴力事件带来的疾病、受伤或死亡的趋势和比例;权衡工作场所暴力事件的严重性和频率;记录最新的管理和实践的变化情况,防制工作场所暴力,评估它是否起效;比较工作或现场安装安全措施或者实行新系统前后员工工作的安全性,来评估有效性;与卫生保健和社会服务领域的防暴力新政策保持同步;定期调查医务人员对抗暴力现象的进展。

第四节　医疗行为中如何面对医疗暴力

医疗行为中面对医疗暴力是一个亟待解决的课题。目前对医疗行为如何面对医疗暴力已经达成了初步的专家共识。主要分为事前防范、事中应对和事后处理三部分。分别针对医疗场所暴力事件的萌芽、爆发及善后等不同阶段进行处理。

一、事前防范

事前防范是指针对可能出现的风险,预先采取或拟订一些必要的防范措施。事前防范可将恶性事故消除于萌芽之中,是避免医疗场所暴力行为的最有效措施。

1.提高医患沟通的技巧　对全体医务人员包括医技和服务人员进行医患沟通技巧培训,建立规范化服务语言。有可能的话,通过评比各岗位最佳服务明星等方式来促进医务人员提高沟通与交流技巧。此外,各个教学医院尤其应当注重对医学生人文素养的教育,加强对生物-心理-社会医学模式的教学与培训。

通过医患沟通,让患者及时准确地了解自己的病情,积极配合医护人员参与治疗。在沟通时要把患者病情的转归尽早告知家属,提前和患者家属做好沟通工作,尤其是患者病情有可能向严重发展时,要提前向患者家属反复交代病情及风险,使其做好心理准备。

(1)在与患者沟通时,应做到避免主观评判患者前期诊疗的效果,若在学术上坚持认为前期诊疗存在过错,此类错误可在本科室会上进行点评交流,但切记不得将自身主观判断告知患者或患者家属。

(2)加强健康教育,建议在术前对患者及主要家属进行疾病的预后及手术并发症的全面培训教育。改变现在术前简单沟通签字了事的作风,建议医院成立专门的健康教育科。教育患者让其了解医学科学发展的现实情况,很多疾病还没有完美的治疗方案,医学科学正在进步,但不应过于强调所谓的"医学奇迹"。医院应严禁社会人员在院内散布非法医疗广告,建立相应机制鼓励医生在有余力时定期面向患者宣教正确的健康知识,教育患者正确认识疾病与自身。

(3)尽量了解患者和家属的性格特征、就医期望和情绪变化,以及有无精神疾病，当患者对治疗效果要求过高或者不满时，要及时结合其人格特点加以疏导。筛选高危人群：既往有精神病史，合并抑郁症，情感受挫，因各种情况存在自卑心理，经济条件较差，久病不愈丧失治疗信心，等等。应在积极帮助他们克服上述因素的同时予以高度警惕。对某些辗转多家医疗机构治疗不愈的患者而言，医院之间应加强沟通联系，及时通报相关信息。

（4）完善患者知情同意流程，在询问既往史、过敏史、生育史、家族史之后请患者或者家属过目，然后签字确认。重大的事项尽可能做到多名家属集体告知，若人不齐，也应尽可能做到分别告知到位。及时全面书写手术前谈话，需让患者及家属了解每项意外都可能导致死亡，并详细向患者家属解释。

（5）有条件的医院应该备有谈话室，安装音频录制设备。谈话医生应注意提高自己的语言、礼貌修养，特别要注意自己的语言对对方的影响，及时调整用词和语气。无论是对患者病情很有把握，还是对患者疗效预期很差，与患者及其家属交流时都尽量不要使用非常肯定的语气。对于熟人、朋友、亲属、同学介绍来的患者，也应该一视同仁，不要忽略以上步骤。

2. 做好安全防范措施

（1）应在医院显著位置广为张贴告示，宣示医院对院内暴力事件的零容忍态度。医院应加强安检，禁止患者及家属携带有可能造成他人伤害的器具进入医院。

（2）要有危机意识，纠纷的苗头一旦萌芽，就要想到有演变为"医闹"的可能。

（3）上班时间，诊室与病房不允许无关人员出入，一个患者的陪护最多一到两人，其他人员有当值医生的允许方可进入病区。

（4）建议每个诊室和办公室的桌子下面安装隐蔽的紧急呼救按钮，如遇意外可一键呼出，直通医院保卫处或公安部门。紧急报警装置应该像火警装置一样普遍，并有定期检查措施。

（5）完善医院办公室与病房的布局，将病区与医生工作区分开。同时医生应加强风险防范意识，任何时间、场地尽量不背对患者及家属。在值班时尽量避免独处一室，切勿背靠大门。

（6）医护人员平时应注意锻炼身体，上班时可以穿轻便运动鞋，护士可适当学习女子防身术。

（7）新入职的员工要及时熟悉工作环境周边的出入口，全体医护人员都应熟悉逃生通道。日常应以科室为单位，不定期开展院内医护人员人身遭受暴力伤害的演练，尤其做好大血管损伤应急演练，从而持续改进。

（8）手机设定好医院保卫处及公安部门的一键呼出的快捷键。事先可以编辑好求救短信储存在短信草稿箱中，便于事发时快速群发求救。

（9）如有可能，医护人员应随身携带血型卡或在医院员工信息系统中增添这些信息。

（10）严格执行探视制度，明确规定探视时间及人数。非探视时间禁止病患及家属随意出入。所有病房大楼均设置门禁系统，只有医生及有权限的医护人员有权利自由出入大楼，家属需持探视证进出。所有科室也设门禁系统，只有本科室人员可以进出，家属需在探视时间才可以进入探视。

（11）在病房门口、接待室等患者家属易聚集的地方设立摄像头，医院相关部门进行监控，发现苗头，及时巡视，排查隐患。建议医院后勤部门定时检查摄像头及存储设备是否有效。如有可能，宜使用广角高清摄像头。注意楼梯、走廊及地下停车场等易出现安保盲点地带的防护。

（12）在诊室和病房集中区域设立安全屋，平时可用作杂物间或休息室，一旦有事发生即可发挥庇护用途。安全屋的大门及门锁需提高防护级别。

（13）建议在医院内部设立公安机关的派出机构，医院自身也应建立健全安保队伍。

（14）除硬件设施外，医院医务部门应当建立相关负责机构，应对患者的投诉,使后者的意见和建议有表达的渠道,以免出现与一线医生"硬顶"的局面。

(15)尽量避免在网络社交媒体(如微博、微信)上发表可能引发争议的观点或结论,以免与网民发生冲突,甚至进而演变为线下真实暴力事件。

3.购买保险　建议医院为每一位身处一线的医护人员和保安队伍购买较高额度且保护全面的人身意外伤害保险。

二、事中应对

事中应对是指一旦医疗场所爆发针对医护人员的暴力事件时,医护人员应当及时采取合理合法、安全有效的防护措施,以保护自身生命财产安全。最基本的应对原则是:尽最大可能迅速脱离事发现场,撤退中应防止人身伤害。

1.纠纷发生时,保持冷静,正确判断。对患者及其家属的误解,要做好解释工作,要富有同情心和爱心,努力争取互相谅解。

2.当事医生感觉患者已经对自己失去信任,则可以把患者转到上级医师或者主任及主任指定的其他医务人员手下,更换主管医生有时也可以避免事态扩大。

3.对故意挑刺的人,首先也要以理服人,耐心解释。设法使矛盾双方分开,商谈时应避免在患者集中、嘈杂的地方,必要时通知上级医师,协助寻求纠纷解决途径。如果患者或者家属情绪已经趋于失控,应该避免当事人继续与患者"面对面",宜直接请医院相关职能部门、上级医师或者主任、护士长来处理。

4.无论患者或患者家属是否知晓,任何因自身造成的不良后果应主动上报医院医疗纠纷处理部门。若患者或患者家属已知晓工作失误,与患者或患者家属沟通时应积极引导到医院医疗纠纷处理部门按程序处理(医院医疗纠纷处理部门遇到此类情况时,应根据实际情况积极正视工作失误,不得有任何护短行为),任何时候不得与患者或患者家属私下协调解决。

5.如果事态恶化,无法控制,应及时报警或通知医院相关部门,鼓励尽可能多的同事、现场非涉事患者及家属立即向警方或安保部门求助。

6.注意自我保护,涉事医生使用周边顺手物品用于正当防卫,如利用钢制病历夹抵挡和防护砍刺;也可将白大褂叠厚,缠绕在左手或左前臂(左利手者可以缠绕右侧),抵挡各种钝器和锐器对身体的伤害。

7.如应对时间充裕,可以及时脱掉白大褂,混在现场人群当中,迅速脱离现场,以躲避伤害。有条件者应互相扶助,及时逃离现场或躲于安全屋中。确保安全后可凭借手机、平板电脑等手持设备照相摄像以取得更多现场证据。

8.个人处境安全后应及时通报上级,并通过医院总值班通知医院手术室进行备血和做好抢救涉事医生和患者的准备。

9.如果不幸被医闹暴徒围缠,有条件的应果断采取正当防卫的措施。

10.在逃离或抵挡过程中,应注意身上配饰——如眼镜、项链、戒指等带来的二次伤害。尤其是医护人员近视居多,在面对医闹暴徒时要非常注意保持一定距离,防止眼镜碎片造成的二次伤害。

11.如遇砸门砸窗等情况,可用室内桌椅等办公设施顶住门窗。平时应在办公室内配备一些非管制防暴用品,以应不时之需。

三、事后处理

事后处理是指暴力事件结束后采取的种种措施,主要包括保护现场、固定证据、减少损失、总结经验及吸取教训等。

1.及时将受伤的涉事医护人员、安保人员、患者及家属送医救治。

2.能够及时合法地取证,能够保障医生的权利。有条件的医院可以设置独立的法务科,聘请专职律师。

3.积极配合公安机关做好现场证据的固定工作,并保存好现场照片、伤痕照片和监控视频,及时寻找目击者进行笔录。

4.对涉事的医护人员和安保人员应做好心理抚慰工作,个别难以承受者应有心理支持的预案。

5.在不影响公安机关办案的前提下,医院应当敦促公安机关尽快选取合适时机,通过各种途径及时向外界披露事发真相。医院新闻发言人或宣传科负责人应具备危机处理素养,主动和媒体保持畅通的联系渠道,确保信息发布及时准确。

6.在获得可靠证据的前提下,积极依据现有法律,追究施暴者的法律责任,增进全社会依法办事理念的确立。

第五节　医务人员在暴力过程中如何进行正当防卫

近年来一位网红医生在医院与患者发生纠纷导致受伤一事,得到了社会的极大关注。小孩父母到某医院看烧伤,错过了门诊时间,家属问能不能在急诊换药,遭到了拒绝。反复找医生能不能处理一下,说得多了这个医生的态度很不好,就甩了句话,说"不给看就不给看,怎么着!"家属听到了急了,就辱骂了医生是狗,随后尾随医生到病房辱骂医生,双方随即发生了肢体冲突,这种肢体冲突的性质是医生正当防卫还是互殴,引起了大家的争论和思考。

一、互殴与正当防卫的区别

根据《中华人民共和国刑法》的相关规定,一方对另一方的加害过程中,被加害人在不得已的情况下,对加害人实施了防卫行为,应认定为正当防卫。

1.正当防卫　一般正当防卫成立的条件,可以用一句话概括,就是正当防卫应当具有正当性,正当性应从几个方面考察。

(1)防卫意图,即防卫人意识到不法侵害正在进行,为保护本人或者他人的合法权益而决意制止正在进行的不法侵害的心理状态。包括两个方面的内容:认识因素上正在进行的不法侵害的意识;意志因素上正在进行的不法侵害的决意。防卫意图的正当性使它与偶然防卫、防卫挑拨、互相斗殴和防卫错误等外观上类似的行为相区别。

（2）防卫起因，存在不法侵害，其特征是起因的不法性和起因的侵害性。不法性是对防卫起因的法律评价，侵害性是防卫起因的事实评价。防卫起因使正当防卫与假象防卫相区别。

（3）防卫客体，对之实行防卫的对象，有人和物之分。只能通过对不法侵害人的人身和财产造成一定损害的方法来实现防卫意图。

（4）防卫时间，不法侵害正在进行，即不法侵害已经开始尚未结束。界定防卫时间使正当防卫与事后防卫相区别。

（5）防卫限度，指正当防卫保持其合法性的数量界限。正当防卫只有控制在必要限度内才是正当的。考察正当防卫是否超过必要限度大体上从3个方面考虑：①不法侵害的强度，是综合性指标，需要综合全案案情进行认定。②不法侵害的缓急，指侵害的紧迫性状况。③不法侵害的法益，即正当防卫所保护的合法利益。

以上的5个方面反映了正当防卫的正当性，一旦某一方面不具有或缺乏正当性，损害了构成正当防卫的条件，就不能认定为正当防卫。

2.互相斗殴　指双方或多方在主观上均具有不法侵害的故意，客观上均实施了不法侵害对方的行为。认定互殴行为一方是否属于正当防卫，关键在于行为人主观上是否具备正当防卫的意图。一方停止或退出殴打后，另一方继续对对方进行殴打，那么就不存在正当防卫的行为，而属于互殴。案件中如何界定正当防卫行为和互殴，在实践中互殴行为表现往往十分复杂，要根据案件的具体情况，包括案件发生的时间、地点、环境、双方力量对比、智力状况、是否持有器械、不法侵害和防卫手段、强度等因素，全面、综合地考察分析，才能准确判决其是否存在正当防卫的行为。

二、暴力伤医案件中医务人员如何做到正当防卫

在暴力伤医案中，医务人员应该注意以下几点：第一，医务人员除非

在迫不得已的情况下,才能动手。一般情况下选择逃离现场。第二,如果患方已经停止斗殴,中间间隔了一定的时间,其前一个殴斗行为已经完全结束,医务人员就没有必要意气用事继续使用武力。

三、医疗机构如何防止暴力伤医事件的发生

对于暴力伤医,医疗机构绝不能仅仅停留在愤怒、谴责、无奈的层面,也不能完全依靠公安部门给予保护,更重要的在于医学界的自我防御甚至反击的能力,医疗机构应当制定防范暴力伤医预案并严格落实,切实保护医务人员人身安全不受伤害。

1. 医疗机构切实加强安保力量,确保在第一时间制止暴力行为的发生　2013 年,国家卫计委曾经发文要求,为了加强医院安全防范体系建设,医院保安数量不得低于在岗医务人员总数的 3%、20 张病床必须配备 1 名保安。但我们发现,暴力伤医事件并没有因为配备了足够的安保人员而减少。究其原因,暴力伤医往往是突发事件,安保人员不能在第一时间赶到现场。因此如何切实发挥医院内的安保能力非常重要。

(1)建议医疗机构在门急诊分别设置安保室,安保人员在一线为临床医务人员保驾护航,以便出现冲突的第一时间赶赴现场。

(2)建立严密的医疗机构反暴力体系,临床医务人员若发现纠纷隐患,暴力伤医苗头,要第一时间报告保卫部门,保卫部门接到报告后马上增派安保人员到现场,直至警报解除。

(3)加强安保人员的基本技能培训,安保人员应具有基本的保护和防御能力,具有在第一时间控制住暴徒的能力。

(4)建议每个诊室办公桌下安装隐蔽的紧急呼救按钮,确保发生恶性伤医事件时一键触发后安保人员能迅速赶到现场。

(5)如果条件允许,医疗机构可在门急诊、病房入口处设置安检设施,避免有人非法携带枪支、弹药、管制器具或爆炸性、放射性、毒害性、腐蚀性物品进入医疗机构的行为。

(6)医疗机构要与驻地公安部门做好沟通,加强医警联动,必要时通

过公安人员维护医务人员的合法权益和人身安全。

2. 医疗机构应当设置专门的医疗纠纷调解部门,用专业、快速、高效的理念积极妥善化解纠纷,避免矛盾激化　2011年同仁医院徐文教授被连砍18刀躺在血泊中,2013年浙江温岭杀医案等典型重大恶性伤医事件,在前期均因为患方对治疗不满意而问题没有得到妥善处理导致矛盾激化,因此顺畅的纠纷解决途径也是减少暴力伤医的重要条件。

(1)设置专业部门,培养专门人才,积极妥善了解医疗纠纷的原因及患者的状态、要求、期望等,引导患者依法维权。

(2)医院投诉管理部门要设置统一规范的接待流程,保障发生医疗投诉或医疗纠纷发生后能够积极主动给予解决,避免出现医疗机构内推诿责任的情况发生。

(3)投诉管理部门要明确解决问题是第一要务,不能简单地回答患者医院治疗没有错误,而是要尽量做好沟通安抚工作,理解患者是按照其生活和自身体验看待功能障碍或问题的,通过多元化渠道妥善化解矛盾。

3. 医疗机构要做好医务人员危机防范的培训工作

(1)医疗机构应不定期进行防暴力应急演练,确保医务人员在遭遇暴力伤害时能迅速逃离现场,避免遭受更大的伤害。

(2)医疗机构应开展防止医疗暴力相关培训,指导医务人员如何分辨矛盾状态,暴力隐患及如何应对。

(3)医疗机构要加强医患沟通教育,让医务人员切实认识到沟通的重要性,通过医患沟通,让患者了解自己的病情,同时认知医学的高风险性、局限性和不确定性,能够和医务人员共担风险。

恶性伤医事件愈演愈烈,医学界应当团结起来,不再只是牢骚抱怨,而是从自身做起,采取切实可行的防范措施,保障自身的安全。

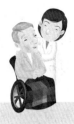

第12章

医患沟通之加强人文关怀

第一节　医学人文精神

世界卫生组织（WHO）给予健康的新概念是：健康不仅是没有疾病或虚弱，而是身体、精神和社会的完全安适状态。作为一个自然人，他有五个层次的需要：生理需要、安全需要、爱与归属的需要、自尊的需要、自我实现的需要。医院服务理念已经从治疗导向健康管理，并逐步树立从医疗照顾到心理抚慰的"看人服务"观念。

医学人文精神就是以患者为本的精神。强调一切从人性出发，强调在医疗过程中对人的关心、关怀和尊重。因为医生职业的特殊性，人的健康和生命成为主要的工作对象。医生就更应当以人为本，尊重人，理解人，关注人的感受和情绪。没有哪个医生会反对人文关怀，只是对于医生而言，在多大程度上意识到了医患关系中人文关怀的缺失，或在多大程度上愿意在行医过程中倾注人文关怀是更为关键的。不可否认，患者不单需要身体上的治疗，更需要情感上真诚的关注和抚慰。作为医生，不仅要为患者解决病痛，更应该理解患者心理，消除患者的心理阴影。价格昂贵、技术先进的仪器固然重要，但身为一位医师，一颗怜悯、温柔、关心的心对患者更为重要。医院服务理念已经从治疗导向健康管理，并逐步树立从医疗照顾到心理抚慰的"看人服务"观念。

在目前国内医患纠纷频出、群众对医疗意见很大的现实情况下,如何提高医学生的医学人文精神已经成为一个急需解决的问题。医学生的教学中应该始终渗透人文理念的熏陶,在实践过程中也需要充分体现人文情怀。目前许多医疗纠纷案例就是由于医疗人文关怀不足,引发医患沟通不畅导致的。

案例一

一位男子 5:00 到医院为父亲排队挂号,8:30 将父亲接到医院,到了诊室没有病历却不能看病,而开始找病历,找了 3 个小时,问了十几个医务人员,都漠不关心地回答不知道,后来一个好心患者提醒他,是否到其他地方看过病,他才猛然想起几天前到急诊外科看过病,就到急诊外科找病历,找到了就给了距离他最近医生一拳。

分析:挨打的医生完全是无辜的,甚至没有接诊这位患者。但是如果医务人员都能做到首问负责,帮助家属寻找病历,多点爱心、多打几个电话,能对一位来本医院治病的患者给予足够的关注与帮助,冲突是可以避免的。导致医务人员服务意识缺失的是对患者理解及换位思考太少。

案例二

著名的徐宝宝案例。2009 年 11 月 3 日上午,5 个月大的"徐宝宝"被双亲送至南京儿童医院。医院初步诊断病症为眼眶蜂窝织炎。住院后至 4 日凌晨,患儿病情迅速恶化,经抢救无效死亡。事后"徐宝宝"亲属在网络上发帖,称值班医生毛晓珺当晚打网络游戏而疏于治疗,对患儿母亲下跪哀求医生抢救患儿态度冷漠。

分析:对于患儿的死亡原因,南京市儿童医院的初步分析为眼眶蜂窝织炎,中度感染,海绵窦血栓。南京市卫生局对诊疗情况的调查结果称"急诊接诊医师、管床医师诊断明确,治疗措施符合规范;患儿生命垂危时多科参与的联合抢救措施符合规范。"后南京市政府成立第三方的调查组对此事进行调查。调查组调阅了相关录像资料,检查了值班医生使用的计算机等,形成了最终调查结果,发现当事医生毛晓珺在 QQ 上玩了两盘游戏,每盘持续约半个小时。即使急诊接诊诊断明确,治疗措施符合规范;多科参与的联合抢救措施符合规范,也不能掩盖医生对患者家属冷漠造成的伤害。

自医学诞生以来,医学人文就是医学的重要组成部分,医务人员不仅要有高超的医术,发自内心对患者的关心、呵护和尊重才是人文精神的具体体现。医学人文精神是医学工作的灵魂和必然的价值诉求,也体现了医者仁心、以人为本的思想。

第二节　医学不是纯科学

当下我国医学人文教育所处的经济、社会、文化环境发生了深刻变化。这些复杂的变化潜移默化地影响着医学生的观念和行为。一个常见的现象就是,与"70 后"的医学生相比,"80 后"或"90 后"的医学生在价值观、人生观、成功观和择业观等方面均有较大的差异。医学人文教育只有紧扣时代发展脉搏,因材施教,才能造就新一代医生,更好地为患者服务。

一、医学教育区别于自然科学,承载着丰富的人文内涵

40 多年前,一批医学院学生到北京协和医院妇产科实习,著名医学家林巧稚要求每人完成 10 例初产妇分娩全过程的观察,并写出病案。结果,只有一名学生的作业获得了"好",其余全部退回重做。这些学生们更加仔细地观察与记录,导师依旧不满意。于是,大家找出获得好评的学生作业,对照之后发现,那位同学的病案记录上只是多写了一句话:"产妇的额头上冒出了豆粒大的汗珠"。人民日报记者白剑峰评论:"寥寥数字,闪耀着人文精神的光芒。一位能看到患者汗珠的医生,必定有一颗悲悯苍生的仁心。此乃医学之魂也。"

笼统地说,人们常用"自然科学"和"社会科学"的二分法来给一门学科归类。例如生命科学就是自然科学的范畴,而史学、社会学、政治学等是社会科学的范畴。这种二分法的局限性是很明显的。不少人不恰当

地将医学理解为一门纯粹的自然科学，忽略了其人文特性。医学应该打破"自然科学"和"社会科学"的壁垒，融会贯通哲学、人文和社会科学的知识和理念。因此，广义上"医学的人文内涵"应包括医学哲学、医学社会科学和医学人文3个部分。医学的人文内涵是人文知识的提炼和升华，表现在价值观念、道德情操、品行等方面。人文教育则是指借助人文知识的学习、传授及实践和体验，将优秀的文化成果内化为一个人相对稳定的品质、人格、气质、修养的过程。"医学"与"人文"的结合就构成了"医学人文"（medical humanities）这个新概念。

二、医学实践本身带着深刻的人文性

在一定意义上讲，医学本身就带有深刻的人文性质。医疗实践渗透着大量的人文知识、人文理念和人文精神。医学不仅是一种治愈、缓解和预防疾病的科学技能，而且包含了丰富的人文价值。例如，针灸不仅是一项实用技术，也包含着深厚的中医学理论知识和阴阳五行说。医学的研究对象是人，包括健康人和患者。人具有人的特有属性，人是生理、心理和社会属性的综合体。"大医精诚""医乃人术""救死扶伤、治病救人""以患者为中心"这些医学理念本身就是人文精神的具体体现。相对于医学人文思想的萌芽和成长，规范化医学人文研究与教育的出现却相对较晚。20世纪70年代，*N Eng J Med*、*JAMA*、*Lancet* 等顶级杂志陆续刊登医学人文研究论文。20世纪80年代《医学人文科学杂志》（*Journal of Medical Humanities*）创刊，成为医学人文学科研究和交流的国际平台。进入21世纪，医学人文教育已经纳入多数发达国家的医学教育体系。2002年国际医学教育研究所（IIME）在《全球医学教育最基本要求》中也提出了7种核心能力，其中4项与医学人文素质有关。

三、医学实践离不开厚重的医学人文环境

中国医科大学附属盛京医院始终坚持践行"做和谐环境的制造者、做优质服务的提供者"这一核心价值观，把科学与人文相结合的"全人医

疗"服务理念贯穿到工作中的每一个细节,通过开展系统化的人文服务,即改善服务流程、完善基础医疗设施设备、美化就医环境和推行志愿服务等措施,体现对患者的人文关怀。同时,该院将文化建设作为建设"人文型"医院的有效途径,在增强硬实力的基础上发展软实力,积淀厚重的文化底蕴,挖掘员工潜力,开展全员培训,让全体医务人员真正做到以患者为中心,做值得托付生命的人。

医学实践离不开浓厚的医学人文教育环境。医学人文内涵的形成与成长需要几代人的不懈培育与呵护。北京协和医院的"严谨、求精、勤奋、奉献",北京同仁医院的"精、诚、勤、和"都体现了这些"百年老店"各自的文化特色和人文氛围。身处这样一种浓郁的人文氛围之中的医学生、医护人员和患者均会受到熏陶和感染。更多的医学院校或医疗机构应该将医学人文教育视为一种软实力,将先进的医学人文理念渗透到每一门人文社会科学课程、讲座和课题研究之中,确立正确的医学人文教育思路,培养学生人文情感和人文关怀能力。

四、医学人文教育应该倡导新的医学人文教学方法

目前,我国医学院校已开设了相关的医学人文课程,对医学生学习阶段人文知识的学习和人文精神的培养起到了积极的作用。但教学方法上仍采用传统的课堂理论教学方法和考核方式,课程设置单一化,理论多、实践少,与临床医疗服务缺乏有效的结合。为了使沟通课程不再流于说教,寓教于"剧",直观、可学,北京儿童医院于 2013 年 7 月至 2014 年 7 月分别在 2007 级、2008 级七年制儿科班医学生中开展情景训练教学方式,通过表演再现临床大夫接诊过程中所遇到的问题,传授学生语言和非语言交流的技巧,提高向患者告知的艺术及满足患儿家属心理需求等方法。

案例

儿童医院的小患者们是一个特殊的群体,他们年龄小、缺乏自理能力,有的孩子得的病又较重,这使他们对家长的依赖程度更加高,他们的

身体和心理都需要家长 24 小时的爱护与支持。但是由于陪住条件有限,医院不允许患者家属陪住。"要求陪住"是家长从入院开始就纠结的一个问题,也是临床工作中最常见的问题。作为家长,将从没离开过家的患儿托付在陌生的医院,心情都是忐忑的,希望自己能够陪着孩子战胜病痛。对于医学生来说,如何体验家长焦急的心情,学会移情是一项不小的挑战,在实践中医生容易和患者家属就陪床问题引发矛盾,产生纠纷。

北京儿童医院将该案例搬上了情景剧舞台,通过老师的引导和具体分析,以及情景训练的医学生这样应对难题,他们对家长说:您别担心,我们病房里有护工大姐、护士还有我们大夫,孩子哭了、饿了、要上厕所都有护工大姐呢,病情变化则有我们护士医生看着,都能好好处理的。再说孩子也不能一直在家待着吧,过不久也得去托儿所、幼儿园了,您就当这是个提前"预习"吧,先让孩子适应离开家、离开爸爸妈妈。而且咱们每周都有探视时间,您还是可以来看看孩子的。而且从我们医务人员看来,家长陪住其实是增加了交叉感染的风险,咱们大人身上携带很多病菌,咱们没事但是小孩子身体弱,再加上生病,抵抗力更低,万一交叉感染就不好了,也影响原发病的治疗,更不能出院回家了,您说这多得不偿失呀。

分析:在未经过训练前,学生只注重疾病的诊疗,缺乏对患者整体的照顾观念,医患对话中医学生语气强硬、态度冷漠,以制度压人。通过案例分析等人文教育,使年轻医生在情感维度上培养起对患者的同情和敏感性,并且有助于加强自我的认知和内省;同时医护人员在认知维度上提升对生命价值的理解,从理性的高度指导自己的行为,首先把患儿当作一个"人",而不能把患儿只看做一个疾病的载体,把患儿当作是自己的家人,从身体及心理全方位的去关爱他们。临床实习阶段是培养医学生人文医学执业能力的重要阶段,是医学生从学校走向临床的第一步。在提供高质量医疗技术服务的基础上,加强医德医风建设同时,利用情景案例教学训练学生沟通技巧,体现"生物-心理-社会"医学模式,强化

"以患者为本"的价值理念。培养人文医学执业技能是一个长期持续的过程,因此应创造良好的人文医学氛围,建设完善的课程体系,通过多种教学形式和考核方式来提高医务人员的人文医学执业技能。

目前的医学人文教育要积极探索"以问题为导向"的医学人文教学方法,促进理论知识、技能培养、能力训练的有机统一。以"哲学问题""社会问题""伦理问题""法律问题"等为导向,借助成熟的理论和方法加以引导或详尽分析论证,借助好的证据和实证分析阐述观点、评判流行的观点。如此一来,医学生会以其擅长的思维方式去理解并接受新的理论、观点和理念。在教学方法上,以学生自学、小组讨论和教师辅导为主,提高学生在学习中的主观能动性,培养逻辑分析能力、伦理论证能力和历史洞察力,促进医学生人文综合素养的提高。

医学人文教育有效整合教育资源,促进医学与伦理学、心理学、社会学、哲学的交叉融合。当今医学教育潮流是一种全新的以胜任力为基础的体系,医学人文教育改革要打破学科界限,突出学科交叉互动,注重实效和培养技能。建立以学科为中心的教学模式,以教师—课堂—教材为中心,注重书本知识再现,追求知识的纵深发展。为此,任课教师需要转变教学理念,调整教学内容,因地制宜,因材施教。青年教师要更加注重培养科研能力,不断探索教学教法改革,实现教学和科研相融合。

第三节　提高职业素养,保持好态度

职业素养是人类在社会活动中需要遵守的行为规范。个体行为的总和构成了自身的职业素养,职业素养是内涵,个体行为是外在表象。医务人员良好的职业素养不仅表现在医疗水平的高低,更通过工作状态和服务态度表现出来。

案例一

4 月 15 日中午 12:00,已是下班时间,但在郑州人民医院儿科诊室,刘金权医生还在给一位 1 岁多的宝宝看病。按照工作安排,刘金权并不坐诊。但接到患儿家长的电话,他又特意赶到诊室。"能给孩子们看病,我感觉很快乐。"刘金权今年 59 岁,在儿科领域已奋战了 30 多年。记者留意到,很多小孩因为来看病吓得哇哇大哭。刘金权并不着急检查,而是先拿出一个小玩具,逗孩子们开心。有稍微大一些的小朋友,刘金权就跟他们聊天。"小朋友,你的双眼皮真漂亮啊。""你在幼儿园里可乖可听话吧,一看就是好学生。"……

家长们对刘金权的评价是:和蔼可亲,总有办法让孩子们停止哭闹,是位很有心的医者;查得很详细,病状的判断也很准确,治疗很有效;最重要的是从不过度检查和过度用药。

案例二

某知名医院被患者投诉于媒体,说医师对患者不负责、十分冷漠。院方在处理此问题的过程中发现,患者坐下来就诊时,要把座椅朝医生的方向挪一挪,向医师靠拢,医生说:"你别过来,我看得见。"患者在投诉中反复强调:"在整个接诊的过程中,医生都没有抬头看过我一眼,居然把处方开出来了"。

院方查看病历,发现医师记录了患者的主诉要点,用药非常对症,从诊断病情到开出处方都是正确的,这说明医师是认真负责的。为什么患者要投诉呢?就是因为"医师不让患者靠拢""看都不看我一眼"吗?难道"靠一靠""看一看"就这么重要吗?在医疗服务中,"靠一靠""看一看"确实是重要的,因为当医师注视着患者时,他的眼神就会向患者传递着同情、温馨和关爱,沟通就这样得以完成。世界医学之父希波克拉底说过,医生有"三大法宝",分别是语言、药物、手术刀。我国著名健康教育专家洪昭光教授认为,语言是三者中最重要的,医生一句鼓励的话,可以使患者转忧为喜,精神倍增,病情立见起色;相反,一句泄气的话,也可以使患者抑郁焦虑,卧床不起,甚至不治而亡。

面对繁重的临床和科研任务、医患关系、家庭负担等诸多问题,医务人员所面临的压力无疑是巨大的,而在强压之下,医务人员也就很难保持一个良好的心情,缺乏良好的心情就不能保证正常的工作效率,日复一日容易导致职业倦怠频繁出现。医疗工作中如果没有好心态和好情绪,容易发生医疗差错,继而引发医疗纠纷。如何提高职业素养,保持好的职业态度是改善医患关系的前提和基础。

一、建立自信,营造良好心情

自信是成功的前提,也是快乐的秘诀。唯有自信,才能在困难与挫折面前保持乐观,从而想办法战胜困难与挫折。除了心理暗示可以帮助医务人员建立自信外,医务人员还应该通过整洁的仪表帮助其树立自信,适当的穿着不仅能够在应对各种场合时镇定自若,也能获得旁人的欣赏,提升信心,获得好心情。

二、做好心理建设,对医疗工作心怀感激

医务人员应该心存感激地珍惜工作,珍惜为患者服务的机会。首先要感谢父母的养育,感谢师长的教导,感谢国家的培养,感谢患者的信任;没有父母养育,没有师长教诲,没有国家的培养,没有患者的信任,是不能够成就一名合格的医务人员的。其实每一份工作或每一个工作环境都无法尽善尽美,但每一份工作中都有许多宝贵的经验和资源,如失败的沮丧、自我成长的喜悦、温馨的工作伙伴、值得感谢的工作对象等,都是工作成功必须学习的感受和必须具备的财富。如果医务人员能每天怀着感恩的心情去工作,一定会收获很多。

对工作心怀感恩的心情基于一种深刻的认识:工作为你展示了广阔的发展空间,工作为你提供了施展才华的平台。对于工作为你所带来的一切都要心存感激,并力图通过努力工作回报社会、表达自己的感激之情。一种感恩的心态可以改变一个人的一生。医务人员应该清楚地意识到无任何权利要求别人时,就会对周围的点滴关怀或任何工作机遇都怀抱强烈的感恩之情。因为要竭力回报这个美好的世界,需要竭力做好手中的工作,努力与周围的人快乐相处。这样才能使工作做得更加愉快,也更出色。

一旦做好心理建设,拥有健康的心态之后,不论做任何事都能心甘情愿、全力以赴,当机会来临时才能及时把握住。如若觉得工作像鸡肋样食之无味,弃之可惜,做得心不甘情不愿,还心存怨愤,则不能胜任医疗工作。

三、设定目标,提升工作能力

工作中感到倦怠疲惫很大程度上是由于工作任务的繁重所致,对于自己来说,如果不能及时完成工作无疑是压力重重,只有不断提高自身能力,才能笑对各项工作,让你面对工作时不慌不乱。你还可以为自己设定一个合理的目标,大胆尝试,突破自我,在进取中为自己创造更多的收益与价值。

带着一种从容坦然、喜悦的感恩心情工作,将会获取最大的成功。那些牢骚满腹的医务人员,应将目光从别人的身上转移到自己手中的工作上,心怀对工作的感激之情,多花一些时间,想想自己还有哪些需要提高和进步的地方,看看自己的工作是否已经做得很完美了。如果每天能带着一颗感恩的心而不是挑剔的眼光去工作,相信工作时的心情自然是愉快而积极的,工作的结果也将大不相同。如果把注意力全部集中在光明的事情上,也将变成一个积极向上的人。

四、创造整洁空间,改变心态

整洁的环境是好心情的基本保障,及时整理自己的办公桌能够让各项事情井然有序地进行,避免出现因为找东西这种小事扰乱自己的情绪。同时学会简单地装扮属于自己的空间,在允许的条件下,摆上一盆绿色的盆栽,挂上一个钟爱的饰品,让办公桌能成为真正属于自己的空间。不良情绪的恶性循环会给医务人员的工作带来负面的影响,只有时刻保持好心情,才能提升工作效率,更快更好地完成工作任务。

五、在工作中持严谨和认真的态度,医疗工作无小事

把每一件简单的事做好就是不简单,把每一件平凡的事做好就是不

平凡。

医疗工作无小事。每一件事都值得去做。每件工作,都不应该敷衍应付或轻视懈怠,相反,应该付出所有的热情和努力,多关注怎样把工作做得最好,全力以赴、尽职尽责地去完成,养成良好的职业素养。在日常工作中,心中常存责任感,敬重自己的工作;在工作中表现出忠于职守、尽心尽责的精神,这才是真正的敬业。

每个人都肩负着责任,对工作、对家庭、对亲人、对朋友我们都有一定的责任,正因为存在这样或那样的责任,才能对自己的行为有所约束。社会学家戴维斯说:"放弃了自己对社会的责任,就意味着放弃了自身在这个社会中更好的生存机会。"工作就意味着责任。每一个岗位所规定的工作内容就是一份责任。你做了这份工作就应该担负起这份责任。医务人员更应该对自己的工作充满责任感。

六、态度就是竞争力

在医院里经常可以看到医务人员忙碌的身影,他热情地与患者们打着招呼,精神抖擞,积极乐观,永争第一,总是积极地为患者寻求解决问题的办法,即使是在工作受到挫折的情况下也是如此。患者和同事们都喜欢和他接触,他虽然整天忙忙碌碌,却始终生活在正面情绪当中,时刻享受工作的乐趣。

一个人的态度直接决定了他的行为,决定了他对待工作是尽心尽力还是敷衍了事,是安于现状还是积极进取。态度越积极,决心越大,对工作投入的心血也越多,从工作中所获得的回报也就相应地越多。不管医疗环境的利弊,最终,卓越的工作表现都需要积极的态度。一开始,你会觉得坚持这种态度很不容易,但最终你会发现这种态度会成为你个人价值的一部分。而当你体验到患者的肯定给你的工作和生活所带来的帮助时,你就会一如既往地秉持这种态度去工作。

七、接受工作的全部,不只是益处和快乐

医疗工作可以给医务人员带来经济地位、社会地位和一种在别处得

不到的成就感。但有一点不应该忘记,丰厚的金钱和巨大的成就感是与付出辛劳的多少、战胜困难的大小成正比的。不可否认,人都有趋利避害、拈轻怕重的本能。既然你选择了这个职业,选择了这个岗位,就必须接受它的全部,而不是仅仅只享受它给你带来的益处和快乐。就算是屈辱和责骂,那也是这个工作的一部分。

每一种工作都有它的辛劳之处。医务人员不能忘记工作赋予自己的荣誉、责任和使命。坦然地接受工作的一切,除了益处和快乐,还有艰辛和忍耐。

第四节　寻找职业幸福感

对于北京大学第三医院肿瘤放疗科医生孟娜来说,尽自己所能帮助患者就是一种职业幸福。一位来自新疆患舌根部恶性肿瘤的 4 岁患者,由于气管切开,2 年多无法正常进食,最大的心愿是"吃口软软的米饭"。经过放疗科、超声科、外科医生的通力合作,这位孩子的病情终于好转。1 年后门诊,这位小患者一下子扑进孟医生的怀里,搂住她的脖子,贴在耳边对她说:"阿姨,告诉你一个天大的好消息,我现在真的能吃米饭啦!"孟医生顿时泪流满面,声音哽咽。每一位肿瘤患者身上都有一段曲折的经历。他们的故事,或艰难,或心酸。患者在最痛苦、最无助的时候选择相信医生,作为一名医生,可以尽己所能去帮助他们就是一种职业幸福。

虽然在物欲横流的现实社会里,金钱好像是幸福的等价物,但在医生的世界里存在这样一种超越财富、地位、荣誉之上的幸福。这种幸福是职业的灵魂,引领医学的发展,引领医德的传承,无论一个时代的社会价值观是怎样的,总有不计名利愿意为医学事业献身的人。医疗卫生是社会事业,从国家领导人到普通老百姓,从行政法规到社会舆论,社会各界对临床医生都抱有期望,对临床医生的工作造成了很大的压力。长期处于高强度工作的临床医生,工作积极性和热情受挫,产生了职业倦怠心理,导致其职业幸福感长时间以来一直处于较低水平,有研究通过调查寻找出导致临床医生职业幸福感缺失的主要原因,并从各个层面上探讨提高临床医生职业幸福感的对策,从而提升医生的幸福感水平,进而提高医生的医疗服务效率和质量,构建和谐的医患关系。

一、影响医生职业幸福感的因素

据调查研究显示,从影响职业幸福感的因素看,临床医生最不满意的依次是报酬福利、社会支持、个人发展,组织管理。临床医生感到最满意的因素是同事关系。

二、增强职业幸福感的方法和因素

1. 增强职业认同　"职业认同"是指一个人对所从事的职业发自内心地认为它有价值、有意义,并能从中找到乐趣。医务人员要建立内在的职业认同,产生发自内心的精神满足,感受到职业带来的幸福和生命价值。社会要承担更多的经济责任,可以通过提高护理费、调整部分技术服务收费标准等措施来认同医务人员的技术含金量。要正确引导患者尊重医学,尊重医生的辛勤劳动,学会用法律维护权益,自觉维护医疗秩序。要加强与媒体的沟通交流,及时向媒体提供准确、全面的信息,让媒体及时了解真实情况,不刻意炒作个别医疗纠纷事件,营造良好的医疗卫生工作舆论环境和社会氛围。

2. 克服职业倦怠　医务人员职业倦怠一般是指医务人员在长期高工作压力的作用下导致的工作态度、工作热情、自我发展、与人相处等要素融合方面的结构性偏差。医务人员在医改过程中扮演着推动者与承担者双重角色,面临着前所未有的挑战。因此,要学会积极地进行自我调节,并在自我调节中建立和谐的人际关系,建立广泛的兴趣爱好,以及平和淡泊的人生观。政府要通过加大投入、转换机制和加强监管,强化公立医院的公共服务职能,维护医院的公益性,帮助医生从创收的桎梏中解脱出来,心无旁骛地为患者服务,缓解多方面的工作压力。

3.提升专业素质　医疗行为是十分强调专业能力的职业,在医务人员职业生涯不断发展的动态过程中,过硬的专业素质是医务人员职业生涯发展的根本。医务人员要努力从医德修养、学科水平、技术能力、服务能力和科研能力等方面提升自己的专业素养。医疗行业管理者要加强对医务人员的医德医风教育,严格医疗服务监管。同时,要用待遇留人,给医务人员合理的报酬,给予他们均等的发展机会,解除后顾之忧;用事业留人,不断引进新技术、新项目,始终站在专业学科的最前沿,让他们有成就感,有施展才能的舞台;用感情留人,不管是在工作方面或生活方面,给他们创造条件和机会,维护他们的利益,让他们感到温暖。